刘启廷 中医古代经典名方临证应用验案

刘启廷　刘荔　编著

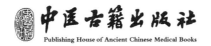

图书在版编目（CIP）数据

刘启廷中医古代经典名方临证应用验案 / 刘启廷，
刘荔编著 .—北京：中医古籍出版社，2023.12
ISBN 978-7-5152-2741-2

Ⅰ.①刘… Ⅱ.①刘… ②刘… Ⅲ.①医案—汇编—
中国—古代 Ⅳ.① R249.1

中国国家版本馆 CIP 数据核字（2023）第 158025 号

刘启廷中医古代经典名方临证应用验案

编著 刘启廷 刘 荔

责任编辑 张 磊 于 佳
封面设计 王 磊
出版发行 中医古籍出版社
社 址 北京市东城区东直门内南小街 16 号（100700）
电 话 010-64089446（总编室） 010-64002949（发行部）
网 址 www.zhongyiguji.com.cn
印 刷 北京市泰锐印刷有限责任公司
开 本 880mm×1230mm 1/32
印 张 6.5
字 数 150 千字
版 次 2023 年 12 月第 1 版 2023 年 12 月第 1 次印刷
书 号 ISBN 978-7-5152-2741-2
定 价 28.00 元

自　序

　　本书选用中医古代经典名方，包括《黄帝内经》13方选用4方，《伤寒论》118方选用39方，《金匮要略》178方选用35方。经方以后历朝历代的名方统称时方，数量庞大，选用57方，共计135方，现在这些中医有效的经典方剂都被中医高等院校教材收录，为后学者运用开辟了方便之门。验案选编并对方剂的出处、方证条言、辨证要点、证型、方药的运用做了详细的介绍，临证时，只要遇到与上方证相对应的病症，都可服用此方治疗。验案的来源多为笔者七十余年的临证中疗效显著的病人，以及对20余万例门诊病案记录，进行回顾性的整理，并在每案后列有心得体会，汇集成册，作为同道临证参考。

　　古代经典名方的特点是辨病辨证相结合。中医辨病论治历史悠久，从《五十二病方》到《黄帝内经》都是辨病论治。《伤寒杂病论》是医圣张仲景在《黄帝内经》理论的基础上为中医治病创立了辨病与辨证论治相结合的法则，现在中医药院校的教科书也认定这一法则是中医诊断的主要方法，这种病证方药相应的法则，使医生诊病有了大方向，减少了失治和误治。运用这种法则，临证必须首先抓主症，也就是主诉，因为主症是疾病在人体反应的突出点，抓主症定病，病是辨证的方向，然后再根据四诊收集的资料，得出证型。辨证是为了求因，只有找到病因，才能立法治病，这叫辨证求因，审因论治。有了法则，才能组方配药，治则要按照《内经》"三因论治"的理论，即因人、因时、因地制宜，确定方药的运用。组方用药是治病的关键，一定要优中选优，精中选精，一定要本着有是症用是药，要针对病症选药，一个方剂不能出现一味没有方向的药物。

以《伤寒论》为例，《伤寒论》是以六经辨证为论点，如外感患者，出现恶风寒、发热，就是太阳病，因为太阳主人身之表，首先出现的就是恶寒发热，然后再根据四诊所收集的症状，如恶寒发热、头痛、出汗、脉浮缓，则是表虚中风证，即现在常见的感冒，证为风寒束表，营卫不和，治则疏散风寒，调和营卫，方用桂枝汤，出微汗而病解。如果出现恶寒发热、喘息、无汗、脉浮数，此为太阳表实证，为寒邪外束，卫阳被郁，治宜辛温解表，内郁之阳得以抒发，方用麻黄汤，使汗出寒散而病愈。阳明经证，是里热炽盛，热而未实，而出现壮热、大汗、大渴、脉洪大，治宜清热益气，保胃生津，方用白虎汤，使热去津生而病愈。阳明腑证，不出现恶寒发热，而出现腹部胀满、疼痛，不大便，口干舌燥，脉沉实有力，证为燥热结实，腑气不通，治宜通便泄热，疏通气机，方用大承气汤，使便通气下而病愈。少阳病，症见寒热往来、胸胁苦满、默默不欲饮食、心烦喜呕、口苦咽干，证为邪在半表半里，邪正纷争，治宜解表扶正，驱邪外出，方用小柴胡汤，使表解正复邪出而病愈。太阴病，症见腹满而呕，食不下，腹痛下利，口不渴，证为脾胃虚寒，升降悖逆，治宜温中散寒，甘温补脾，方用理中丸。少阴病，为肾阳衰败，症见精神萎靡，手足厥逆，脉沉细，证属亡阳寒盛，方用四逆汤加人参，回阳扶正，达阳复正盛而病愈。厥阴是伤寒六经转变的最后一经，病情复杂多变，厥阴病可分寒厥、热厥、蛔厥、脏厥，寒厥是厥阴病的本病，多发于大病后体虚，肝血虚，寒气盛，因肝经为厥阴的主经，厥阴主肝，肝为血海，故寒厥出现四肢厥逆、关节冷痛，精神萎靡，脉缓欲绝，证属寒盛血虚，经脉痹阻，治宜温经散寒，养血通络，方用当归四逆加吴茱萸生姜汤，以养肝血，祛寒邪而病愈。

再如时方中的参附汤，来自于《校注妇人良方》，用于元气暴脱的休克病人，症见突然神昏不语、四肢厥逆、呼吸微弱，脉微欲绝，证属元气内亏，阳气暴脱，治宜益气回阳救逆，方用参附汤，使气足阳生而病愈。牵正散，来自《杨氏家藏方》，专治面瘫，突然口眼歪斜，面部发紧，闭眼不合流泪，证属风痰阻络，治宜祛风化痰通络，方用牵正散，使风去痰化而病愈。

综上所述，这种病证方药相应，认病准，辨证清，立法明，用药精，能达到病愈快，花钱少，体现了中医简便验廉的优势，同时也体现了中医的统一性和规范化，这样有利于中医的传承和发展，也符合习近平总书记提出的"守正创新"的发展目标。

回顾我学经典、用经方的过程，还得从 20 世纪 50 年代说起，1950 年参加工作后我首先被分配在治淮委员会医训班学习，很快掌握了"马丹阳十二神针"法。马丹阳为在宋金人士，他精通医术，善针灸，所创"马丹阳十二神针"甚为有名，有言其疗效"治病如神灵，浑如汤泼雪"，在当时缺医少药的年代，十二神针的应用为民众解除痛苦，效果较好，而且简单易学。在治淮工地开工后，我和一位中医老师在工地巡回治疗，遇到危急病症时，就用这种方法治疗，起到针到病除的效果，很受病人的欢迎，得到各级领导的重视，1953年8月工地卫生科长写了一篇报道，名为《活跃在治淮工地上模范医生刘启廷》，在安徽日报上发表。1956年，我又被评为卫生先进工作者，出席安徽省先进工作者大会，受到省委领导的接待并颁发奖状。在治淮工地工作了6年，1957年初，因照顾夫妻两地生活调动来山东，被安排在临沂行政公署医院工作，这个医院的前身是美国教会医院，进院后向领导说明了我的情况，因当时医院没有设中医科，领导就安排我做其他工作。1958年年底由山东省中医进修学校设在灵岩寺的中医学校分配来几位中医大夫才成立中医科，领导安排我以名带高徒的形式跟临沂名医高界藩学徒。高老学术渊博，是旧时考秀才的落榜生，是自学成才的中医，尤推崇《伤寒》《金匮》，善用经方，花钱少，疗效高，在当地有一定的知名度。我跟他每天门诊病房一起干，病人很多，三年后高老病故。后来我因学习工作成绩优异，1959年参加由临沂行政公署成立的山东省十年国庆观礼团，返回临沂后，行署卫生局又颁发了卫生系统先进个人的奖状，并奖励了多部中医经典著作，更增加了学中医用中药的劲头。1976年，临沂成立中医院，我虽然担任院领导工作，但一直没有耽误中医临床工作。由于使用经方效优价廉，来诊患者非常多，患者来自全国各地，大都是慕名而来，最多时每天接诊上百名患者。

我现在年逾九旬，仍能坚持每周六天的门诊工作，非常知足。这是学经方用经方的效果。回顾早年有幸跟师学医，坚持学经典、用经方，在几十年的临症中运用经典方剂治疗疾病，取得较好的效果，有意愿将这一经验传承广大，我今总结撰写《刘启廷中医古代经典名方临证应用验案》一部，以资后学共勉。

　　以上材料由我的女儿，也是我的学术传承人刘荔进行整理。刘荔现为临沂市中医院主任中医师，长期从事中医内科临床医疗、科研工作，尤其擅长内科、妇科、儿科杂病的治疗。她主编参编医学专著 12 部，主持省市级科研项目 7 项，在省级以上报刊发表学术论文 120 余篇，目前主要负责刘启廷工作室的经验传承、经验总结和临床诊疗等工作。她把我的临床经验进行总结整理，有近百篇文章在《中国中医药报》发表，影响面广。对此，特别向《中国中医药报》的领导对我的支持表示衷心的感谢，我的诊室经常有全国各地持报来诊或电话求助的患者。多年来带教的基层学生，也都认可我的学术经验，遇到疑难病症经常前来请教。

　　由于书稿整理仓促，不当之处请各位同道批评指正。

刘启廷

2021 年 11 月 28 日

前 言

　　本书收集了刘启廷从事中医临床工作近七十年以来应用古代经典名方临证应用经验，整理成册。

　　全书分为两个部分，第一部分为经方类，包括《黄帝内经》《伤寒杂病论》中所记载的有效方剂验案。《黄帝内经》是祖国医学理论体系的渊源，是我们从事中医事业的必读经典著作。全书包括《素问》《灵枢》两部分，各81篇，分别从脏腑、经络、病机、诊法、治则、针灸、方药等方面，对人体的生理功能、病理变化及诊断、治疗等做了全面系统的阐述，是中医基础理论的核心。我们知道《黄帝内经》中的内容主要是医理养生为主，不强调药理治病。其中，治疗疾病的措施，也多以针刺为主，而略于方药，且大部分是药食两用。对方药的运用，仅提出了13首方剂，通称"内经十三方"。其中小金丹因生产工艺繁杂，后被清代医家王洪绪在《万科全生集》中另组方生产的小金丹所替代，另有八首方剂因疾病少见，药物难取，无法应用，只有四首方剂现今可以结合临床运用。《黄帝内经》13方，药味虽少，却是我国运用方剂治疗疾病的最早记载，在我国方药史上有一定的历史意义。这些方剂，不仅有其历史意义，而且其中某些方剂现在还有实用价值，仍为现今临床所运用，对后世方剂学的发展有着深远的影响。今《黄帝内经》仅介绍四方临证应用运用验案。

《伤寒杂病论》再分为《伤寒论》和《金匮要略》。《伤寒杂病论》是一部辨证论治的专著，其文字精练，概括性强，不但辨证精确、立法恰当，而且组方严谨、配伍精当，对方药煎服方法述之亦祥，充分体现了张仲景高深的学术造诣和一丝不苟的治学方法，为后学之士树立了榜样。《伤寒杂病论》所载方剂被公认为"经方"，具有药少而精、出神入化、起死回生、效如桴鼓的特点，故作者张仲景被尊为"医圣"，该书也被称为"方书之祖"。其中《伤寒论》是以六经病机确定基本治疗法则，仲景根据六经致病因素及发病机制而创立了六经证治学说，为祖国医学的临床应用奠定了较为系统的、完整的、理法方药俱全的理论体系。以六经证治为纲，灵活运用八法，是《伤寒论》的治疗基本法则。《伤寒论》全书113方只用83味药，一方1~5味药组成的有75个，6~9味药组成的有35个，10~14味药组成的只有3个，体现了立方用药悉有法度，组织配伍尽皆精妙的特点。这是张仲景对《神农本草经》七情和合的具体发挥，把这些原则在临证处方中予以具体化，创造了一套配伍及用药的方法。其中许多巧妙的配伍至今仍在临床上广泛应用。本书收录39首临床运用验案。

《金匮要略》（简称《金匮》）是张仲景《伤寒杂病论》中的"杂病"部分经后人整理成的一本书，内容丰富，涉及范围很广，是我国现存最早的一部诊治杂病的专著，奠定了杂病的理论基础和临床规范。由于本书在理论上和临床实践上都具有较高的指导意义和实用价值，对于后世临床医学的发展有着重大贡献和深远的影响，所以古今医家都对此书推崇备至，赞誉其为"方书之祖""医方之经"，治疗杂病的典范，林亿谓其"施之于人，其效若神"，至今对医治杂病仍有很高的临床价值和指导意义。本书收录 35 首临床运用验案。

　　《伤寒论》《金匮要略》不但在国内历代注家、研究著作有数百家之多，为历代研究、治疗急性热病、杂病的医学家所遵循，成为他们发展、发挥医学理论和医疗技术的基础、依据和教育后学的课本，并且在国外也有着广泛而深入的影响。

　　笔者在七十余年的医学生涯中体会到，医圣张仲景所著《伤寒杂病论》是中医辨证论治的经典著作，之所以被后世医家誉为"方药之祖"，强调的就是医者之学问全在明伤寒之理；之所以能吸引历代医家的兴趣，与《伤寒杂病论》辨证论治的理论基础和方药应用的临床效果分不开。

　　第二部分为时方类。时方，则是指张仲景之后医家所制的方剂，与经方相对而言，是一个泛泛的定义，基本以历史年代来划分，是以唐宋时期创制使用的方剂为主。包括《太平惠民和剂局方》《温病条辨》《外科全生集》《备急千金要方》《景岳全书》《校注妇人良方》《傅青主女科》《河间医学六书》《丹溪心法》《小儿药证直诀》《辅寿经方》《世补斋不谢方》《医学衷中参西录》《证治准绳》《兰室秘藏》《普济本事方》《医学发明》《医林改错》《扶寿经方》《济生方》《医方集解》《医学心悟》《外科正宗》等以唐宋时期为主医学论著所载的方剂，共收录 57 首。时方在经方的基础上有很大发展，补充和完善了前人未备而又有临床疗效显著的方剂，丰富了方剂学内容，所以，时方的应用更加扩展和切合现代疾病的治疗。时方，也是我们在临床中应用较为广泛的方剂。

　　每一病案，首先以原文的形式记录方证条言，依次为辨证要点、药物组成、方解，重点记录临证验案及治疗体会。其内容通俗易懂，既可领悟中医经典的内涵，也可从中收获疑难杂症的治疗手段。

　　源远流长的中医药文化是中华文明的瑰宝，在新冠肺炎的防控和治疗中，中医药更是发挥了重要作用，这次治疗新冠肺炎临床筛选出的"三药三方"，就是在古典医籍的经方基础上，参考历代医家临床实践经验，结合新冠肺炎疫情临床特点，通过临床验证，确有良效，且在全世界反响很大，充分彰显了传统中医的价值与活力。正是在这一精神的鼓舞下，督促了本书的整理编写，更是为了适应目前国家提倡学经典、用经方、传经验，大力发展中医"三经"基地，顺应和促进习近平总书记提出的中医药守正创新的发展方向，坚持传承精华、守正创新，传承创新发展中医药，为百姓的健康服务。

2021 年 11 月 28 日

目　　录

《黄帝内经》临证验案四则 ……………………………………… 1

  1. 汤液醪醴药食两用 ………………………………………… 1

  2. 生铁洛饮治疗癫狂案 ……………………………………… 2

  3. 泽泻饮治疗酒风案 ………………………………………… 3

  4. 兰草汤治疗脾瘅案 ………………………………………… 4

《伤寒论》临证验案三十九则 …………………………………… 6

  1. 桂枝汤治疗气虚感冒案 …………………………………… 6

  2. 桂枝加厚朴杏子汤治疗气虚感冒咳喘案 ………………… 7

  3. 桂枝加葛根汤治疗气虚感冒颈项僵痛案 ………………… 8

  4. 桂枝加附子汤治疗风湿关节痛案 ………………………… 10

  5. 桂枝甘草汤治疗感冒发汗后心悸案 ……………………… 11

  6. 炙甘草汤治疗心悸不宁案 ………………………………… 12

  7. 苓桂术甘汤治疗饮停心下案 ……………………………… 14

  8. 麻黄汤治疗风寒感冒案 …………………………………… 15

  9. 大青龙汤治疗高热身痛案 ………………………………… 17

  10. 小青龙汤治疗痰饮咳嗽案 ……………………………… 18

  11. 麻杏石甘汤治疗肺热咳喘案 …………………………… 20

  12. 葛根汤治疗流行性脑膜炎案 …………………………… 21

13. 旋覆代赭汤治疗眩晕案 ·············22

14. 五苓散治疗尿潴留、下肢浮肿案 ·············24

15. 白虎汤治疗流行性出血热高热口渴案 ·············26

16. 白虎加人参汤治疗流行性出血热高热不退案 ·····28

17. 猪苓汤治疗小便不利案 ·············29

18. 竹叶石膏汤治疗病后余热未清案 ·············30

19. 大承气汤治疗肠梗阻案 ·············31

20. 小承气汤治疗体虚便秘案 ·············33

21. 调胃承气汤治疗感冒后大便不通案 ·············34

22. 麻子仁丸治疗老年便秘案 ·············35

23. 小柴胡汤治疗寒热往来案 ·············37

24. 大柴胡汤治疗急性胰腺炎案 ·············39

25. 柴胡桂枝汤治疗感冒久不愈案 ·············40

26. 柴胡桂枝干姜汤治疗感冒汗下太过心烦口渴案 ·····41

27. 理中丸治疗虚寒便稀久不愈案 ·············43

28. 桂枝人参汤治疗虚寒性腹泻复感风寒案 ·············44

29. 甘草干姜汤治疗感冒过汗气逆干呕案 ·············45

30. 四逆汤治疗肝硬化危症案 ·············46

31. 干姜附子汤治疗泻后肢冷烦躁案 ·············48

32. 附子汤治疗关节顽固性冷痛案 ·············49

33. 真武汤治疗肾功能衰竭案 ·············50

34. 吴茱萸汤治疗频繁呕吐痰涎案 ·············51

35. 黄连阿胶汤治疗老年心烦失眠案 ·············53

36. 当归四逆汤治疗血虚肢冷痛案 ·············54

37. 乌梅丸治疗胆道蛔虫病案 ·············56

38. 白头翁汤治疗急性痢疾案 ·············57

39. 四逆散治疗胁腹胀痛伴手脚发凉案 ·············58

18. 四君子汤治疗小儿消化不良案 ……………… 129

19. 参苓白术散治疗虚寒泄泻案 …………………… 130

20. 补中益气汤治疗胃下垂案 ……………………… 132

21. 归脾汤治疗失眠健忘案 ………………… 134

22. 生脉散治疗神昏汗出不止案 …………………… 136

23. 六味地黄丸治疗肾虚腰痛案 …………………… 137

　　附：六味地黄汤方的加减应用 …………… 138

24. 玉屏风散治疗小儿体虚易感 …………………… 140

25. 当归六黄汤治疗盗汗案 ………………… 141

26. 四神丸治疗五更泻案 …………………………… 143

27. 完带汤治疗脾虚不运带下病 …………………… 145

28. 易黄汤治疗脾虚热盛带下病 …………………… 145

29. 清带汤治疗湿瘀赤白带下病 …………………… 146

30. 止带汤治疗肝郁脾虚带下病 …………………… 146

31. 水陆二仙丹治疗肾亏带下病 …………………… 147

32. 安宫牛黄丸治疗高热神昏 ……………………… 148

33. 局方至宝丹治疗窍闭神昏案 …………………… 149

34. 橘核丸治疗急性睾丸炎案 ……………………… 151

35. 苏子降气汤治疗慢性咳喘案 …………………… 153

36. 人参蛤蚧散预防和治疗哮喘发作 …………… 154

37. 定喘汤治疗哮喘发作案 ………………… 155

38. 丁香柿蒂汤治疗呃逆案 ………………… 157

39. 血府逐瘀汤治疗瘀血引起的多种疾病 ……… 158

　　附：五逐瘀汤的比较 …………………… 161

40. 复元活血汤治疗外伤身痛案 …………………… 162

41. 补阳还五汤治疗中风后遗症 …………………… 164

42. 生化汤治疗产后腹痛案 ………………… 165

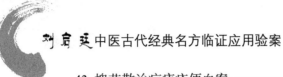

43. 槐花散治疗痔疮便血案 ·················· 166

44. 小蓟饮子治疗小儿尿血案 ·············· 168

45. 保和丸治疗食积停滞 ···················· 169

46. 健脾丸治疗食积伤胃案 ·················· 170

47. 藿香正气散治疗暑季感冒案 ············ 171

48. 三仁汤治疗湿温外感案 ·················· 173

49. 萆薢分清饮治疗乳糜尿案 ·············· 174

50. 鸡鸣散治疗湿脚气案 ···················· 176

51. 独活寄生汤治疗风湿痹痛案 ············ 177

52. 消瘰丸治疗颈部淋巴结肿大案 ········· 179

53. 海藻玉壶汤治疗甲状腺囊肿案 ········· 181

54. 止嗽散治疗感冒后遗久咳不愈案 ······ 182

55. 消风散治疗荨麻疹案 ···················· 184

56. 牵正散治疗面神经麻痹案 ·············· 185

57. 百合固金汤治疗肺结核咯血案 ········· 186

《黄帝内经》临证验案四则

1. 汤液醪醴药食两用

【**方证条言**】黄帝问曰：为五谷汤液及醪醴奈何？岐伯对曰：必以稻米，炊之稻薪，稻米者完，稻薪者坚。帝曰：何以然？岐伯曰：此得天地之和，高下之宜，故能至完，伐取得时，故能至坚也。（《素问·汤液醪醴论》）

【**方解**】汤液和醪醴都是以五谷作为原料，经过酿制而成。古代用五谷熬煮成的清液作为五脏的滋养剂，即为汤液；用五谷熬煮，再经发酵酿造，作为五脏病的治疗剂，即为醪醴。虽然五谷均为汤液醪醴的原料，但经文又指出"必以稻米"，因其生长在高下得宜的平地，上受天阳，下受水阴，而能得"天地之和"，故效用纯正完备；春种深秋收割，尽得秋金刚劲之气，故其薪"至坚"，所以必用稻米作为最佳原料，稻薪作为最好的燃料。

古代的这种汤液醪醴对后世方剂学的发展有很深的影响，例如现代所用的汤剂、酒剂，以及方药中所用的粳米、黍米、薏米、赤小豆等，都是从《黄帝内经》的汤液醪醴发展而来的。

【**临证验案**】自古以来，中医治病采用药食两用的方法很多，如赤小豆、小麦、薏苡仁、大枣、生姜等，都能取得良好的作用。如曾治孙某，女，68岁，于2021年3月2日就诊。自述一天前因家庭琐事生气，出现心烦意乱，焦躁不宁，欲哭

— 1 —

欲笑，走坐不安。查见患者形体丰满，情绪激动，舌质红、苔白、脉缓。依据舌脉判断，考虑主要与情绪失调，郁怒伤肝有关，并没有实质性的病变，属于肝郁化火，心气不足。嘱其自行购买小麦30g，大枣12枚，甘草10g，水煎服。患者感觉言之有理，按照医嘱服食甘麦大枣汤，一周后来述病已痊愈。并带其夫来诊，述因聚餐暴食，引起胸腹胀满不舒，他无不适，脉舌如常，余告知此乃伤食引起的胃肠功能紊乱，嘱其回家用生姜萝卜煮汤常吃，后告愈。

后世医家张仲景用甘麦大枣汤治疗脏躁证，以小麦味甘寒，为肝之谷，善养心气，和肝阴而养心液；甘草、大枣甘润泻火补虚，缓急益阴，滋脏气而润躁，使脏气和而悲哭等症自除。现在运用甘麦大枣汤治疗预防脏躁证，都取得很好效果，无论男女，只要属于脏躁证都可以使用。

再如钱乙《小儿药证直诀》用泻白散治疗小儿肺盛，气急喘嗽，即用地骨皮、桑白皮各30g，甘草3g，粳米30g，煎服，服之则愈，凡遇肺热、咳喘者皆可用。

从以上两例看，医生不仅要掌握药物治疗疾病的技能，也要熟悉和掌握用食疗医病的技能。

2. 生铁洛饮治疗癫狂案

【方证条言】帝曰：有病怒狂者……治之奈何？岐伯曰：……使之服生铁洛为饮。夫生铁洛者，下气疾也。（《素问·病能论》）

【药用】生铁落。

【方解】洛，与"落"通用，生铁落即炉冶间锤落之铁屑；气疾，丹波云简云："凡狂易癫眩，惊悸痫瘛心神不定之证，宜概称气疾焉。"生铁落，其气重而寒，能坠热开结，平木火之邪，又能重镇心神，所以能治怒狂。

【临证验案】生铁落治怒狂有良效，现临床亦常用。怒狂多由恼怒伤肝，肝气不得疏泄，郁而化火，煎熬津液，结为痰火而成。因此，近世治疗多佐以化痰开窍之品。笔者根据程钟龄在《医学心悟》中介绍的生铁落饮治疗痰火上扰之癫狂症，临床应用治疗很多验例，效果卓绝。方用生铁落60g，茯神30g，石菖蒲30g，胆南星30g，陈皮15g，贝母30g，天门冬15g，麦冬15g，远志15g，丹参30g，黄芩15g，玄参30g，朱砂0.6g（冲服，忌煎煮）。先将生铁落加水煎煮1小时，再用铁落水煎煮上药服用，获效甚好。如治疗一妇女，38岁，主诉因家务琐事和邻居吵架，引起精神失常，症见哭闹无常，狂躁不安，多语烦躁，情绪极不稳定，有时欲向邻居报仇，不知食欲，不思睡眠。查见患者体胖，精神紊乱，舌质紫暗、苔黄腻，脉弦滑。证属痰热上扰，神志混乱。治宜清心化痰，安神定志。此方服用一剂，即能安静入睡，醒后仍有精神错乱不清，稍有哭闹，又连服两剂，即平稳入睡，醒后感觉极度疲乏，休息三日，饮食调养，未再发作。几个月后随访未再发病，一如常人。

3. 泽泻饮治疗酒风案

【方证条言】帝曰：有病身热解堕，汗出如浴，恶风少气，此为何病？岐伯曰：病名曰酒风。帝曰：治之奈何？岐伯曰：以泽泻、术各十分，麋衔五分，合，以三指撮，为后饭。（《素问·病能论》）

【药用】泽泻、白术各十分，麋衔五分，三药混合研末，每次三指撮，饭前空腹服，温开水送下。

【方解】泽泻淡渗，能利水道，清湿热；白术苦温，能燥湿止汗；蘪衔又名薇衔，即鹿衔草，为治风湿病药。本方对湿热内蕴、汗出恶风、筋缓身重体倦有一定的疗效。在服法方面，提出"为后饭"，这是我国对服药时间的最早记录。

【临证验案】酒风，即《素问·风论》所说的漏风病。主要症状是全身发热，身体倦怠无力，大汗如浴，恶风少气，这是因为患者素常嗜酒，生湿伤脾，湿郁生热所致。湿热伤津，以致筋脉弛纵，身体懈惰，倦怠无力；湿热郁蒸，则汗出如浴，汗多则卫气虚而恶风；热甚火壮，壮大食气，故气衰而少气。现在这样的患者太多了，大都是因醉酒后再饮冰水解酒所致。如2019年8月，来一患者，为退休干部李某，男，65岁，因退休在家无事，常聚伙饮酒，醉酒后即饮冷饮解酒，引起全身无力，倦怠，汗出不止，精神萎靡不振，要求治疗。问其病情，属于酒后病，方用泽泻饮加味治之，药用泽泻30g，白术15g，鹿衔草15g，葛根30g，茯苓30g，苍术15g，黄芪30g，防风15g。水煎，分2次服。葛根解酒之毒，茯苓、苍术、泽泻清热燥湿，黄芪、白术、防风固表止汗，鹿衔草祛风湿，缓解肢体倦怠之症。上方服6剂后来诊，述服用后汗出明显减少，身体轻松，肢体灵活，食欲稍增，但仍觉乏力。嘱其再服六剂，并告诫酒尽量少喝，更不能用冰水解酒，取6剂后未再来诊。后听别人谈及，患者现饮酒已减少，体力增加，正在从事个体经营。

实践证明，治疗此病在清热燥湿的基础上，加用解酒、固气收敛之品，取效尤速。

4.兰草汤治疗脾瘅案

【方证条言】帝曰：有病口甘者，病名为何？何以得之？岐伯曰：此五气之溢也，名曰脾瘅……治之以兰，除陈气也。

（《素问·奇病论》）

【药用】兰草。

【方解】兰草，即佩兰，气味辛平芳香，能醒脾化湿，清暑辟浊。临床用兰草一两，煎汤代茶饮，治口甜苔腻久久不除有良效。骆龙吉《内经拾遗方论》曰："兰草一两，用水三盏，煎一盏半，温服无时。"

【临证验案】佩兰能清化湿热、消胀除满，是治疗脾胃湿热型糖尿病的良方，凡是早期遇到口中黏腻、口甜，全身无力，倦怠，消瘦，苔白黄腻，脉滑缓，均可用本方加味治疗。2006年8月，曾治疗市直机关退休干部赵某，男，退休在家，无事可做，整日约好友进饭店吃饭饮酒，近期感觉体倦乏力不爱活动，口中黏腻而甜，查空腹血糖12.5mmol/L，糖化血红蛋白8.5%，诊断为糖尿病，证属脾胃湿热型，药用茯苓30g，半夏15g，陈皮15g，砂仁10g，苍术、白术各30g，藿香30g，佩兰30g，白豆蔻15g，薏苡仁30g，滑石30g，甘草6g。每日一剂，水煎两次，温服。连服六剂后来诊，述服药后感觉身体稍有力气，食欲增加，口内仍有黏腻发甜感，血糖未测，舌苔厚腻稍减，上方连续服用二十余剂，感觉身体基本恢复正常，口淡无味，舌苔薄白，测空腹血糖降至8.5mmol/L，以前方再服十剂。四诊时感觉一切恢复正常，血糖已降至6.5mmol/L，嘱其多运动、戒酒，停药观察。两年后随访，血糖未再升高。

瘅是热病。脾瘅是脾胃湿热证，主要症状就是口中时有甜味，舌苔腻，多由肥甘厚味太过，助热生湿，脾气滞而不能输布津液上溢于口，而见口干之症，治用一味兰草，煎汁内服，可以清化湿热，消胀除满。

《伤寒论》临证验案三十九则

1. 桂枝汤治疗气虚感冒案

【方证条言】太阳病，头痛，发热，汗出，桂枝汤主之。（第13条）

【辨证要点】发热、恶风、自汗、头痛、鼻塞、干呕、苔薄白、脉浮缓。

【药用】桂枝9g，芍药9g，炙甘草6g，生姜9g，大枣12枚。上5味加水1400mL，微火煎取600mL，去渣，适寒温，温服200mL。啜服稀粥200mL以助药力。温服令一时许，身出微汗为佳，不可令其如流水。

【方解】方中桂枝辛温，辛能发散，温通卫阳而解肌祛风，芍药酸寒，酸能收敛，寒走营阴，益阴和营，桂枝、芍药等量配伍，于发汗中寓敛汗之旨，具有调节营卫之功。生姜辛温，佐桂枝辛甘化阳，且能降逆止呕。大枣味甘，益脾和胃，助芍药益阴以和营。炙甘草味甘辛温，补益中气，调和诸药，配伍桂枝、芍药可化阳；配伍芍药、大枣能化阴。诸药合用，共奏解肌祛风、调和营卫之功。

【临证验案】桂枝汤是治疗气虚感冒的常用方剂。所谓气虚感冒，指体质虚弱之人稍遇风寒则出现畏寒发热，头痛出汗，这是桂枝汤的主证。医圣张仲景凡遇此证皆用桂枝汤治疗，如同时出现其他症状，可在桂枝汤的基础上加味治疗。笔者在临床中常用桂枝汤配合玉屏风散治疗，效果良好。如在 20 世纪 90 年代曾治疗一例，患儿李某，男，6 岁，其母代述，患儿体虚易感，遇风寒则出现发热恶寒、喷嚏流涕、咽痛咳嗽等症状，经输液治疗后症状可缓解，但稍遇风寒则重感，如此反复发作，严重影响患儿体质，并导致惧怕医生。一天前受凉后出现鼻塞流涕，发热头痛，咽痛，体温 38.5℃左右，经朋友介绍，特来求助。查见患儿形体瘦弱，面色微红，呼吸平稳，偶有咳嗽，舌质红、苔白。依据舌脉辨证当属风邪外袭，营卫不和。治宜解肌祛风，调和营卫。方选桂枝汤原方：桂枝9g，白芍 9g，甘草 6g，生姜 9g，大枣 12 枚。每日一剂，水煎，分四次温服，服药后再饮少许糜粥以助药力。服药 3 剂后，发热恶寒、头痛出汗皆消失，为防病发，又予上方加黄芪10g、白术 10g、防风 5g。每日一剂，水煎分两次温服。连续服用 10 剂后，未再出现感冒症状，且精神、体力和食欲均有改善，考虑患儿体虚易感经常发生，又分别处于桂枝汤和玉屏风散原方各 5 剂，并告知一旦受风寒出现感冒症状，可以煎服桂枝汤，待感冒症状消失再服用玉屏风散。如此治疗半年余，患儿体质明显改善，生长发育同同龄人。

通过该病例也充分证明《黄帝内经》之言："正气存内，邪不可干""邪之所凑，其气必虚"。在临床中针对体虚易感的患者，一般建议长期应用玉屏风散，以提高免疫力，增强抗病能力，减少发病概率。

2. 桂枝加厚朴杏子汤治疗气虚感冒咳喘案

【方证条言】喘家作，桂枝汤加厚朴杏子佳。（第 18 条）

【辨证要点】发热，自汗出，恶风寒，咳嗽，气喘，苔白，脉浮缓。

【药用】桂枝 9g，炙甘草 6g，生姜 9g，芍药 9g，大枣 12

枚，厚朴 6g，杏仁（去皮尖）50 枚。上药加水 1400mL，微火煮取 600mL，去渣温服，取微汗。

【方解】方中桂枝汤解肌祛风，调和营卫；厚朴苦辛温，化湿导滞，行气平喘；苦杏仁苦温，止咳定喘。诸药合用，以桂枝汤解外为主，厚朴、杏仁降逆下气为佳，表里同治，标本兼顾。

【临证验案】桂枝加厚朴杏子汤可治疗原有喘病宿疾，外感风寒引发喘病，属新感引动宿疾，内外相得而为病。如曾治疗患者马某，女，54 岁，于 2005 年 8 月 5 日就诊。主诉因外出感受风寒，出现畏寒怕风，发热自汗，头昏乏力，咳嗽，痰稀易咯出。诊见咳嗽阵作，气短气喘，舌淡、苔白，脉缓。因患者素有慢性支气管炎，辨证为营卫不和，肺失宣肃。治宜解肌祛风，调和营卫，降气平喘。方用桂枝加厚朴杏子汤：桂枝 9g，白芍 9g，炙甘草 6g，生姜 3 片，大枣 15 枚，厚朴 15g，杏仁 15g。水煎，分两次温服。二诊，上方服用 5 剂，即感体力改善，咳嗽、咯痰、头昏减轻，但仍觉乏力，予上方加黄芪、五味子，再服 5 剂。三诊，自述服药后除偶有咳嗽外，余无不适，考虑原有宿疾，肺气亏虚，故再予中药调理身体，提高免疫力以防止病情反复发作，予玉屏风散加桔梗、五味子等，以固后效。

3. 桂枝加葛根汤治疗气虚感冒颈项僵痛案

【方证条言】太阳病，项背强几几，反汗出恶风者，桂枝加葛根汤主之。（第 14 条）

【辨证要点】头项强痛，紧束不利，汗出，恶风，舌质红，苔薄白，脉浮紧。

【药用】葛根 12g，芍药 6g，生姜 9g，炙甘草 6g，大枣 12 枚，桂枝 6g。上 6 味，以水 2000mL，先煮葛根，减 400mL，去上沫，纳诸药，煮取 600mL，去滓。温服 200mL，覆取微似汗，不须饮粥，余如桂枝法将息及禁忌。

【方解】本方用桂枝汤解肌祛风，调和营卫。葛根味甘性平，其作用有三：一则升阳发表，解肌祛风，助桂枝汤以解表；二则舒筋通络，解经脉气血之凝滞；三则起阴气而润燥，以缓解经脉之拘挛。

【临证验案】桂枝加葛根汤是仲景治疗气虚感冒（太阳中风）伴有颈强不舒的代表方剂。如患者郜某，男，45 岁，于 2015 年 10 月 19 日就诊。主诉恶寒发热、颈项强痛两天。因两天前外出劳作汗后感受风寒，出现恶寒发热，对症治疗一天后，恶寒发热不减，又现颈项强痛、转动不灵，头痛，时时汗出。刻诊见患者形体虚胖，面色晦暗，体温 38.2℃，舌质淡、苔白，脉浮紧。证属营卫不和，经输不利。治宜解肌祛风，调和营卫，疏通经络。方用桂枝加葛根汤加味：桂枝 12g，白芍 12g，葛根 15g，羌活 15g，炙甘草 6g，生姜 3 片，大枣 12 枚。每日 1 剂，水煎，分两次温服。服药 3 剂，恶寒、发热、自汗出消失，仍有颈部僵硬不舒感；又服 2 剂，诸症消失。本案患者素体脾虚湿盛，感受风寒侵袭，以致营卫失调，恶寒发热，时时汗出，因足太阳之脉络脑而还出，下项夹背脊，太阳经输在背，今风寒入于经输，经络流通不利，故出现颈项强痛、俯仰不利。治疗在桂枝汤的基础上，加葛根解肌发表，鼓舞卫气上行，生津润络，而缓解颈部不舒。

对于桂枝加葛根汤方，有的《伤寒论》版本记载方中含有麻黄，但根据《伤寒论》方药应用中仲景提出的无汗者用麻黄，而本例患者时时汗出，不符合治疗原则，故不用麻黄。本案加羌活意在祛湿通络，解表止痛。

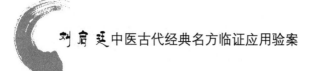

4. 桂枝加附子汤治疗风湿关节痛案

【**方证条言**】太阳病，发汗，遂漏不止，其人恶风，小便难，四肢微急，难以屈伸者，桂枝加附子汤主之。（第20条）

【**辨证要点**】自汗不止，恶风，四肢拘急，小便量少不通畅，脉微缓微结，苔薄白。

【**药用**】桂枝9g，芍药9g，炙甘草9g，生姜9g，大枣12枚，附子9g。以上6味，加水1400mL，煎取600mL，去滓，温服200mL。

【**方解**】本方即桂枝汤加炮附子。方中桂枝汤调和营卫、解肌祛风，炮附子温经复阳、固表止汗，邪去阳旺，津液自复，诸症皆愈。

【**临证验案**】桂枝加附子汤是针对太阳病过汗伤阳，表未解又现汗漏不止而设立，笔者曾用该方治疗一例素有风湿痹痛，遇寒复发者。患者谢某，男，56岁，于2015年3月2日就诊。主诉三天前突受风寒，出现畏寒发冷，四肢僵硬强痛，服用解热镇痛药物后，时时汗出，汗后畏寒怕风，手脚发凉，神倦乏力，纳食不馨，小便不畅。诊见患者形体消瘦，面色青暗，舌质淡、苔白，脉沉细弱。证属卫阳虚弱，寒湿凝滞。治宜扶阳散寒，温通经脉。方用桂枝加附子汤加味：桂枝15g，白芍15g，制附子10g（先煎），炙甘草10g，羌活15g，独活15g，细辛5g，全蝎10g，生姜3片，大枣10枚。每日1剂，水煎，分2次温服。服药5剂后，汗出减少，畏寒改善，关节强痛明显减轻，仍觉乏力，予上方减附子5g，加黄芪30g、炒白术30g、防风15g。又服5剂后，患者自觉身体轻松，关节活动自如，恢复健康。

桂枝加附子汤为辛甘化阳大热之剂，能迅速助表里内外之阳的升发，达解表祛风、温里化湿之功，使肌肤骨节之湿从表而散，从里而化；辅以羌活、独活化湿通络，全蝎、细辛解痉止痛，玉屏风散固表扶正。

5. 桂枝甘草汤治疗感冒发汗后心悸案

【方证条言】发汗过多，其人叉手自冒心，心下悸，欲得按者，桂枝甘草汤主之。（第 64 条）

【辨证要点】心下悸动，或空悬感，气短或略有心痛，脉微缓，或结，苔白。

【药用】桂枝 12g，炙甘草 6g。以上 2 味，加水 600mL，煎取 200mL，去渣，顿服。

【方解】桂枝辛甘性温，入心助阳；炙甘草甘温，补中益气，二药相配，有辛甘合化、温通心阳之功，心阳得复，则心悸自止。本方配伍特点是桂枝用量倍于炙甘草，使温通心阳之力专纯，甘守而无壅滞之弊。服法犹有特点，即一剂药煎汁后顿服，意在速效。

【临证验案】桂枝甘草汤为温通心阳之祖方，具有补助心阳、生阳化气之功效，临床亦可随证加味，以适应病情需要。如曾治疗患者杨某，男，57 岁，于 2015 年 12 月 3 日就诊。自述前一天因外出淋雨，感受风寒，回家后自觉恶风怕冷，鼻塞流涕，喷嚏连连，头昏，全身酸软，嘱其家属到药店购买速效感冒胶囊，服药后即入睡，醒后大汗淋漓，感觉心内空虚，心慌气短，心如悬状，需用双手按胸方得安宁。刻诊见舌苔白，脉缓。证属心阳虚。急宜温通心阳。方用桂枝甘草汤：桂枝 20g，炙甘草 10g。水煎，顿服，连服两剂即心平气和。

本案因发汗过多，外亡津液，内虚其气，心气虚故悸动、心悬不安。本方桂枝具有升高胸中阳气而达平衡阴阳之功；甘草在此不能作为调味剂，而是一味较好的缓解急迫的药物，凡是有急迫证候，如里急、急痛、挛急、厥逆、烦躁、冲气上逆等，都可使用甘草。所以用仲景之方，不在药物多少，而在药物性能。

6. 炙甘草汤治疗心悸不宁案

【方证条言】伤寒，脉结代，心动悸，炙甘草汤主之。（第177条）

【辨证要点】气短心慌，心悸动，睡眠不宁，脉结代。证属心血不足，阴阳两虚。

【药用】炙甘草12g，生姜9g，人参6g，生地黄30g，桂枝9g，阿胶6g，麦冬15g，火麻仁15g，大枣30枚。上9味，以清酒1400mL，水1600mL，先煎8味，取600mL，纳阿胶烊化，分3次温服。

【方解】炙甘草汤以炙甘草为主药而命名，其用量较重。炙甘草甘温益气，以资气血生化之源，《本经别录》谓其"通经脉，利血气"，为复脉之要药。人参、桂枝补益心气，温通心阳；生地黄、麦冬、阿胶、火麻仁滋阴养血，以充血脉。人参配大枣，补气滋液。本方大剂滋阴，而阴无阳则不能化气，故用桂枝、生姜、清酒之辛通，宣阳化阴，助心行血而利脉道。全方具有通经脉、利血气、益气通阳、滋阴养血、阴阳并调、气血双补之功，遂使气血充、阴阳调，其脉可复，心悸自安。本方功在复脉，故又名复脉汤。

【临证验案】炙甘草汤是《伤寒论》治疗脉结代、心动悸的名方，因其能复血脉，又名复脉汤。临床以心动悸、脉结代为主证主脉，凡属心之气血不足、阴阳两虚者，不论新感旧疾，均可运用。如曾治疗患者陈某，男，65岁，于2012年

10月15日就诊。自述全身无力，心内空虚悸动不宁，心慌气短，睡眠不宁，口干。刻诊见患者形体虚弱，面色淡黄，动则气促，行动缓慢，舌红，边尖有瘀点，苔白，脉结代。依据舌脉辨证为气阴两虚，心血不足。治宜滋阴养血，宁心安神。方用炙甘草汤：炙甘草12g，生姜9g，人参6g，生地黄30g，桂枝9g，阿胶6g（烊化），麦冬15g，火麻仁15g，大枣30枚。每日1剂，水煎服。上方连服10剂，自觉口舌湿润，心慌气短稍减，心悸动缓解，仍感觉乏力不耐劳，脉结代稍有力。以前方再服10剂。三诊时患者自述服药后饮食大增，睡眠改善，但仍时有心慌气短，脉结代减少。前方又连续服用50剂，心慌气短基本消失，体力增加，能从事正常活动，停药观察。

本方是一首益气养血、通阳复脉、气血双补、阴阳并调的方剂，现在广泛用于治疗各种原因引起的心律失常，在临床应用时还当根据阴阳气血偏盛偏衰加减，如偏阳气不足者，表现出神疲懒言，少气无力，舌淡脉缓，可加黄芪15g，炒白术15g；偏阴虚血虚者，表现为面潮红，急躁，舌体瘦小而红亮，脉细数，可加五味子15g，枸杞子15g，生山药15g；兼有瘀血者，表现为心前区刺痛，舌紫有瘀点，脉涩，可加三七3g（冲服），桃仁15g，红花10克；若属于冠心病所导致的脉结代、心动悸，气虚气滞兼有血瘀、痰浊阻遏者，可在本方的基础上合瓜蒌薤白半夏汤、血府逐瘀汤加减。

另外，本方在煎煮时使用的清酒，以米酒、黄酒为佳，酒可畅利血行，利于复脉，且作为溶媒，可促使药物有效成分的析出，用时须久煎，使其气不俊，此乃虚家用酒之法。但对器质性心脏病患者或不胜酒力者，可酌量或不用。

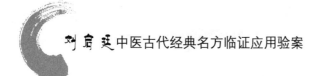

7. 苓桂术甘汤治疗饮停心下案

【方证条言】伤寒，若吐、若下后，心下逆满，气上冲胸，起则头眩，脉弦紧，发汗则动经，身为振振摇者，茯苓桂枝白术甘草汤主之。（第67条）

【辨证要点】心下逆满，气上冲胸，头晕目眩，身微阵阵摇，心悸气短，咳喘，呕吐清水、痰涎，苔白滑，脉沉紧。

【药用】茯苓12g，桂枝9g，白术、炙甘草各6g。上4味，以水1200mL，煎取600 mL，去渣，分3次温服。

【方解】本方健脾利水，渗湿化饮，方中重用甘淡之茯苓为君，补消兼行，补益心脾而淡渗水湿，利水之中寓通阳之意，既能消除已聚之痰饮，又善平饮邪之上逆；桂枝为臣，温阳化气，平冲降逆，化气之中而见利水之功，苓、桂相合为温阳化气、利水平冲之常用组合；白术为佐，健脾燥湿，脾健则运化复常，则饮停可行，苓、术相须，为健脾祛湿的常用组合，在此体现了治生痰之源以治本之意，桂、术同用，也是温阳健脾的常用组合。炙甘草用于本方，其用有三：一可合桂枝以辛甘化阳，以襄助温补中阳之力；二可合白术益气健脾，培土以利制水；三可调和诸药，功兼佐使之用。

【临证验案】苓桂术甘汤以温阳健脾、利水化饮之卓著功效，被古今医家广泛运用于脾阳亏虚、水饮内停所致的多种疾病中。如曾治疗患者王某，男，43岁，于2017年10月3日就诊。主述胸闷气短、头目眩晕，时轻时重一年多，近期因工作压力大、饮食不规律使上症加重，伴有胸胁胀闷，恶心欲吐，口腻口臭，口角流涎，动则喘咳，咯吐稀痰较多。刻诊见患者形体虚胖，面色晦暗，身体笨重，站立不稳，舌淡胖、苔白滑，脉沉紧。证属脾阳不振，饮停心下。治宜温补脾阳，利水化饮。方用苓桂术甘汤加味：茯苓15g，桂枝9g，白术6g，炙甘草6g，黄芪30g，干姜10g，半夏15g，广藿香15g，白豆蔻15g，陈皮15g，生姜10g。每日1剂，水煎分2次服。

二诊：上方服用10剂，小便增多，体力渐增，但不耐劳，活动后仍觉胸闷气短，以前方再服10剂。三诊：自述全身轻松，胸闷气短、头晕目眩、呕吐清涎消失，咳嗽气喘缓解，咯痰明显减少，口腻口臭渐除，能从事一般工作。本方共服50余剂，患者自觉症状消失，后嘱其加强运动锻炼，配合饮食调理，经常食用生姜、萝卜，随访未复发。

本方体现了两个法则，一是茯苓淡渗利水，直接作用于饮邪；二是以白术佐之，桂枝、甘草辛甘化阳，增强阳气的升发性，使之恢复正常的温化作用，则清者升，浊者降，停饮自除。该患者因气虚寒盛，脾阳亏损，故在上方的基础上加黄芪、干姜益气温脾，加半夏、广藿香、白豆蔻、陈皮健脾化湿，降气化痰，共奏温阳健脾、利湿化饮之功。

8. 麻黄汤治疗风寒感冒案

【方证条言】太阳病，头痛发热，身痛腰痛，骨节疼痛，恶风，无汗而喘者，麻黄汤主之。（第35条）

【辨证要点】恶寒发热，身痛腰痛，骨节疼痛，恶风无汗，喘息，苔薄白，脉浮紧。证属寒邪外束，卫阳被郁。

【药用】麻黄9g，桂枝6g，炙甘草3g，杏仁9g。上4味，以水1800mL，先煮麻黄，去沫，内诸药，煎取500mL，分3次温服。

【方解】麻黄为君，辛温发汗，解散风寒之力强，更有宣肺平喘之功；桂枝为臣，味辛性温，为解肌祛风之要药，能协助麻黄增强发汗解表之力；佐以杏仁宣肺平喘，协同麻黄，功力显著；炙甘草为使，补益中焦，顾护汗源，更能调和诸药。

【临证验案】麻黄汤是治疗风寒外感实证的代表方剂，也是开表发汗逐邪之峻剂。作为发散风寒、宣肺平喘之名方，组方严谨，功效专一，颇受历代医家重视。因其发汗力量峻猛，后世业医者每多顾虑，而致用渐湮，然若得其法，用之合度，则每每效如桴鼓。如曾治疗患者王某，女，45 岁，于 1998 年 12 月 25 日就诊。主诉因感受风寒，出现恶寒、发热、头痛，渐加重 2 天，伴有全身关节酸痛、紧束，无汗出，胸闷气喘，查见形体虚胖，面色暗黄，呼吸急促，时测体温 39.5℃，舌质暗、苔白，脉浮紧。证属寒邪外束，卫阳被遏。治宜解表散寒，宣肺平喘。方用麻黄汤：麻黄 10g，桂枝 6g，炙甘草 5g，苦杏仁 15g。每日 1 剂，水煎，分 3 次温服。服药 2 剂后来诊，自述服药 1 剂后即感觉身体微微汗出，恶寒、身痛、喘促随之减轻，体温降至 38℃ 以下，再服 1 剂，出汗较多，恶寒、身痛、气喘皆除，体温恢复正常。

对于因感受风寒引起恶寒发热之症，应遵循《素问·热论篇》"人之伤于寒也，则为病热""今夫热病者，皆伤寒之类也"之说。仲景认为，人伤于寒而传为热者，寒盛则生热也，寒散则热退。所以治疗风寒感冒，必须从寒论治，使用辛温解表之剂。对于外感风寒引起的发热恶寒，还应细辨表虚证和表实证，外感表虚可见汗出、脉浮缓，外感表实则为无汗、脉浮紧；表虚者用桂枝汤，表实者用麻黄汤。在临床时，不能一见恶寒发热即诊断为风热感冒，一味使用辛凉解表剂，或以大剂量抗生素、抗病毒输液治疗，这样容易引邪入内而加重病情。

9. 大青龙汤治疗高热身痛案

【方证条言】太阳中风，脉浮紧，发热恶寒，身疼痛，不汗出而烦躁者，大青龙汤主之。（第38条）

【辨证要点】恶寒发热，身痛，无汗，烦躁，喘咳而渴，喜热饮，舌红苔白或兼黄，脉浮紧。证属表寒里热，营卫俱实。

【药用】麻黄18g，桂枝6g，炙甘草6g，杏仁9g，生姜9g，大枣10枚，石膏30g。上7味，以水1800mL，先煮麻黄，去沫，纳诸药，煎取600mL，分3次温服。

【方解】本方由麻黄汤倍麻黄再加石膏、生姜、大枣而成。方中麻黄汤倍用麻黄，以发汗解表，宣肺平喘；石膏清热除烦，与麻黄汤寒温并用，升降合度，使外寒得散而内热可消；生姜、大枣、炙甘草有缓和辛温峻散之力，又有益气和中之效。

【临证验案】大青龙汤为解表清里发汗峻剂，其发汗力量较之麻黄汤更甚，曾有学者称之"有如东方木神的伸展宣达"，所以方名叫作"青龙"。又因为发汗力最大，所以叫作"大青龙汤"。从现有资料看，本方的临床运用率不是太高，究其原因，与后人恐惧其"汗多亡阳"有关，但是，在临床应用时，只要抓住主证，对证用药，效如桴鼓，须注意中病即止。如曾治疗患者刘某，男，60岁，于2017年10月9日就诊。自述三天前因外出突受风雨袭击，出现恶寒发热，体温升至39.8℃，伴身痛，无汗而心烦，咳嗽，气喘，口干渴，喜热饮，舌红、苔白稍黄，脉浮紧。证属表寒里热，营卫俱实。治宜散寒清热，调营和卫。方用大青龙汤：麻黄18g，桂枝6g，炙甘草6g，杏仁9g，生姜6g，大枣10枚，生石膏30g。水煎，分2次温服。上方服用3剂后，服药后微微汗出，身痛缓解，口渴、心烦减轻，仍有发热恶寒。前方又予3剂继服。三诊：热退寒去，口渴、心烦消失，仍有咳嗽，舌苔薄白，脉象缓和。辨证为肺气不宣，再予以泻白散清热宣肺，服药5剂告知病愈。

本方的特点是麻黄的用量较麻黄汤加倍，取其辛温升散，又得生姜、桂枝辛温之协同，其升散性更强，使在表之寒邪、内郁之阳热发散外出，则恶寒、发热、身痛可除；石膏寒凉，降低在里之热，烦躁、口渴可除。如此内郁之阳热、外表之寒邪通过升散表解，清降而除，故奏效迅速。凡有恶寒发热、身痛、烦躁、咳喘者皆可应用此方。

10. 小青龙汤治疗痰饮咳嗽案

【方证条言】伤寒，表不解，心下有水气，干呕，发热而咳，或渴，或利，或噎，或小便不利，少腹满，或喘者，小青龙汤主之。（第40条）

【辨证要点】恶寒发热，无汗，头痛，干呕，咳喘，痰多稀白，苔薄白或滑，脉浮或弦紧。

【药用】麻黄9g，芍药9g，干姜9g，五味子9g，炙甘草9g，桂枝9g，半夏9g，细辛9g。上8味，以水2000mL，先煮麻黄减400mL，去上沫，纳诸药，取600mL，去滓，温服200mL。

【方解】方中麻黄、桂枝相须为君，发汗散寒，解外寒而宣肺气；干姜、细辛为臣，温肺化饮，兼助麻、桂解表。由于肺气逆甚，纯用辛温发散，既恐耗伤肺气，又虑其温燥伤津，故佐以五味子敛肺气而止咳喘；芍药益阴血而敛津液，以制诸药辛散温燥太过之弊；半夏燥湿化痰，和胃降逆，共为佐药。

炙甘草益气和中，又能调和辛散酸收之品，是兼佐、使之用。诸药配伍，开中有合，宣中有降，共奏解表散寒、温肺化饮之功。

【临证验案】小青龙汤为散寒蠲饮之名方，仲景以之治疗饮邪兼有表寒的痰饮、溢饮、支饮诸证。因其具有温阳化气蠲饮的功效，临床广泛应用于呼吸系统疾病中。如曾治疗素有痰饮咳喘复感风寒之患者陈某，女，49岁，于2011年11月2日就诊。因恶寒、发热、咳喘加重3天来诊，主诉3天前感受风寒，出现恶寒、发热，头身疼痛，咳嗽憋喘，咯吐痰涎，干呕，无汗出，舌质红、苔白厚，脉浮紧。证属风寒束表，水饮内阻。治宜解表散寒，温化水饮。方用小青龙汤加味：麻黄10g，白芍10g，桂枝10g，干姜15g，姜半夏15g，细辛5g，五味子10g，茯苓15g，白芥子15g，薏苡仁15g，木瓜15g，甘草10g，生姜3片。每日1剂，水煎，分2次温服。服药2剂后，恶寒发热明显减轻，微微汗出，身痛、咳喘不减，痰涎咯吐不尽。服5剂后，恶寒发热消失，头身疼痛减轻，咳喘咯吐稍减。前方以蜜麻黄易生麻黄，又服5剂后，除仍有气喘乏力感外，余症消失。后予玉屏风散加人参、五味子固护肺气，以固疗效。

本方是由麻黄汤、桂枝汤合方去杏仁、生姜、大枣，加干姜、细辛、半夏、五味子组成，意在辛温解表以散外感之风寒，辛散温化而蠲内停之水饮。本方配伍特点有二：一是散中有收，以麻黄、桂枝散在表之风寒，配白芍酸寒敛阴，制麻、桂而使散中有收；二是开中有合，以干姜、细辛、半夏温化在肺之痰饮，配伍五味子敛肺止咳，使之开不伤正，合不留邪。又甘草配干姜，即甘草干姜汤，为温脾肺、祛寒邪、化水饮之良方。配合茯苓、白芥子健脾化痰，薏苡仁、木瓜化湿行气止痛，促病痊愈，后予玉屏风散加人参以固护正气。

11. 麻杏石甘汤治疗肺热咳喘案

【方证条言】发汗后，不可更行桂枝汤，汗出而喘，无大热者，可与麻黄杏仁甘草石膏汤。（第63条）

【辨证要点】发热，汗出，口渴，气喘，咳嗽，痰黏，舌尖红，苔白而干，或薄黄，脉浮数或滑数。证属热邪壅肺，肺失肃降。

【药用】麻黄12g，杏仁9g，炙甘草6g，石膏24g。以上4味，以水1400mL，先煮麻黄，去沫，再入诸药，煮取400mL，去渣，分3次温服。

【方解】麻黄辛苦而温，发汗解表，宣肺平喘，石膏辛甘大寒，清泄肺热以生津，二药相伍，麻黄存其宣肺平喘之功，而不显辛温之弊；石膏大寒清热，随麻黄升散之性，直达病所，而无凝滞之患，既能宣肺，又能泄热，相制为用，共为君药。麻黄得石膏，则宣肺平喘而不助热，石膏得麻黄，清解而不致凉遏，且石膏量倍麻黄，使本方不失为辛凉之剂。杏仁苦辛，宣降肺气而平喘咳，与麻黄相配，一宣一降，宣降相因；与石膏相合，一清一肃，清肃结合，增强止咳平喘之功，互为臣药。炙甘草既能调和诸药，协调寒温，又能益气和中，配石膏甘寒生津，为佐使之用。四药合用，配伍严谨，清、宣、降三法具备，共奏辛凉宣泄、清肺平喘之功。

【临证验案】麻杏石甘汤因具有清热宣肺平喘之功，目前广泛应用治疗风热感冒、咳喘等系统疾病中，对支气管肺炎、大叶性肺炎、百日咳都有良效，小儿尤为适宜。如曾治疗患儿周某，男，9岁，于2017年9月7日就诊。家人代述，患儿近3日发热，体温38℃左右，出汗较多，口渴，气喘，痰黏难咯，查见舌尖红，苔白欠润，脉浮稍数。证属热邪壅肺，肺失肃降。治宜散寒清热，宣肺平喘。方用麻杏石甘汤治疗，药用麻黄 9g，杏仁 9g，炙甘草 6g，石膏 20g（先煎）。水煎，分 2 次温服。连服 3 剂后，热退汗止，口渴减轻，仍稍有咳嗽气喘，舌红、苔白，脉缓和。因该患儿体虚易感，每每引起发热咳喘，故又予玉屏风散合泻白散，以益气清肺、止咳平喘。

此方麻黄味辛性温，能助肺中阳热升散，使之从表宣散；石膏寒凉性降，使肺中阳热从里而清；杏仁苦温，苦则能降，温则能升，一升一降，开宣肺中郁滞而平喘；炙甘草性平，随辛温而升，随苦酸而降，调和诸药，这是仲景用方之妙。

12. 葛根汤治疗流行性脑膜炎案

【方证条言】太阳病，项背强几几，无汗恶风，葛根汤主之。（第 31 条）

【辨证要点】发热，恶寒，无汗，身痛，项背强，头痛呕吐，苔白，脉浮紧。证属风邪外束，经输不利。

【药用】葛根 12g，麻黄 9g，桂枝 6g，生姜 6g，炙甘草 6g，芍药 6g，大枣 12 枚。以上 7 味，以水 1400mL，先煮麻黄，去沫，再入诸药，煮取 400mL，去渣，分 3 次温服。

【方解】本方由桂枝汤减轻桂、芍剂量，加麻黄、葛根而成。方中以葛根为主药，甘辛微温，有解肌退热之功，常与解表剂发挥协同作用，能生津液，舒经脉，治疗项背拘急，能入脾胃，升发清阳而止泻痢；桂枝汤中减少桂、芍而加麻黄，一则调和营卫，以利太阳经气运行，再则欲其发汗解表，以治恶风无汗之表实。

【临证验案】按照原著所论，葛根汤用治太阳伤寒表实，经气不利之项背强急和外寒内迫阳明之下利，而后世医家在继承的基础上，更注重舒筋通络、调理气血的延伸，广泛用治各类经脉不利、气血失和的痛、痹、痉挛等病证，尤以颈部症状明显者，多作首选。如曾治疗患儿王某，男，12岁，于1962年4月26日就诊。主诉两天前突然恶寒发热，体温高达39.8℃，颈项强直，剧烈头痛，呈喷射状频繁呕吐，经脑脊液检查确诊为流行性脑膜炎，收入院治疗，邀请中医会诊。诊见患儿烦躁不安，面色潮红，全身皮肤散在出血点，口唇干燥，四肢厥逆，舌质绛、苔白而干，脉数。中医辨证属风温，寒邪外束，经输不利，即以葛根汤治疗。药用：葛根15g，麻黄10g，桂枝6g，白芍6g，炙甘草6g，生姜9g，大枣12枚。水煎，4小时服1次，每日服2剂。本方葛根为主，解肌散邪；麻、桂、姜辛温升散，使内郁之阳热通过从表升散而外解；芍药、炙甘草、大枣酸甘化阴，用以制约其辛温发散，以免太过，达平调阴阳、表解里和的目的。上药连服2剂，上述症状明显减轻。二诊再予原方2剂，水煎分2次温服，日服1剂。上药服用4剂后，仍有轻微发热，头微痛，乏力体酸，继以西药维持治疗，10日后病愈出院。

此病为感受风温之邪，风寒外束，里热内盛，阴气上冲而不得出，引起气机上逆，使用散寒疏表之剂，透热外出，调和阴阳，气血畅，邪自去。加之西医对症治疗，使患儿10日而愈，体现了中西医结合治疗的优势。

13. 旋覆代赭汤治疗眩晕案

【方证条言】伤寒发汗，若吐若下，解后心下痞硬，噫气不除者，旋覆代赭汤主之。（第161条）

【辨证要点】心下痞硬，按之不痛，或噫气频作，呕吐痰涎；或泛清水，或头晕目眩，或食欲不振，便秘，苔白，脉弦缓。证属胃气虚弱，痰结气逆。

【**药用**】旋覆花 9g，人参 6g，生姜 15g，代赭石 3g，炙甘草 9g，半夏 9g，大枣 12 枚。以水 2000mL，煮取 600mL，分 3 次温服。

【**方解**】方中旋覆花苦辛而咸，主下气消痰，软坚散结消痞，降气行水，主治心下痞满，噫气不除；代赭石苦寒入肝，镇肝降逆，二药相合，下气消痰，镇肝胃之虚逆。佐以半夏、生姜化痰散饮，和胃降逆；人参、大枣、炙甘草补中益气，扶脾胃之虚，使脾胃之气得健，痰饮之邪得除，肝胃气逆得平，痞硬噫气之症可除。

【**临证验案**】旋覆代赭汤具有和胃化痰、镇肝降逆之功，临床治疗呃逆症普遍运用，在此不再论述，笔者应用本方化裁治疗各种原因引起的眩晕，临床效果较好。如曾治疗患者郭某，女，47 岁，于 2017 年 10 月 6 日就诊。主诉颈项僵硬不舒，转侧头颈时发作头目眩晕，眼前发黑，站立不稳，恶心呕吐，平时痰多黏滞，咳吐不尽。刻诊见患者形体胖壮，面部潮红，性情急躁，喜坐懒动，舌红、苔黄厚，脉弦滑。证属痰湿蒙窍。治宜化痰开窍。方用旋覆代赭汤加味：旋覆花 12g（包煎），人参 10g，代赭石 10g（先煎），半夏 10g，葛根 15g，羌活 10g，天麻 15g，生姜 10g，炙甘草 9g，大枣 12 枚。每日 1 剂，水煎，早晚温服。上方服药 5 剂后，自觉口干、痰多减少，呕吐消失，仍时有眩晕，颈部僵硬不舒，舌苔薄黄，脉较前缓和，前方再服 5 剂。嘱其转侧头颈动作要缓慢，并指导颈部"米字操"，饮食宜清淡。又予前方 5 剂巩固治疗。上方连服 15 剂，并配合个人生活调理，咳痰明显减少，头晕缓解，颈部和缓，舌淡苔白，脉缓。

本方用旋覆花、生姜、半夏能够降低胃中痰湿的凝聚性，温化痰湿；代赭石苦寒，能降低阳气的升发性，故能和胃降逆止呕；人参、大枣、炙甘草生胃气，以增强整体阴阳的不足，阳气上升，则阴气散，头晕目眩减轻；再加葛根、羌活、天麻解肌化湿，平肝潜阳，则痰消湿化，而头脑清亮。

又如患者杨某，男，42岁，于2017年10月25日就诊。自述两耳闷胀堵塞感，伴有胸闷腹胀，眩晕不能站立，呕吐痰涎，动辄加重，查见患者形体胖壮，懒动，舌体胖，舌质红、苔黄腻，脉弦滑。证属痰湿上扰。治宜益胃化痰，降逆定眩。方用旋覆代赭汤加减：旋覆花15g（包煎），人参10g，代赭石15g（先煎），半夏10g，炙甘草10g，生姜10g，大枣10枚，茯苓15g，石菖蒲15g，泽泻30g。每日1剂，水煎，早晚温服。旋覆代赭汤温化寒痰，降逆止呕，化湿开窍；茯苓、泽泻、石菖蒲以助其药力，使其湿化、痰清、窍开而眩晕自除。上方连服5剂，两耳闷胀减轻，活动后仍觉头晕，呕吐消失，口淡，苔微黄腻。又予前方5剂。服药10剂后，耳内胀闷感、眩晕皆已缓解，活动自如，食欲增进。嘱其饮食清淡，低脂低盐，戒酒戒烟，适当增加运动量，保持心情舒畅。

14. 五苓散治疗尿潴留、下肢浮肿案

【方证条言】太阳病，发汗后，大汗出，胃中干，烦躁不得眠，欲得饮水者，少少与饮之，令胃气和则愈。若脉浮，小便不利，微热消渴者，五苓散主之。（第71条）

【辨证要点】发热烦渴，或渴欲饮水，水入则吐，小便不利，脉浮数；或恶风汗出，头目眩晕，小腹胀满，苔白。证属膀胱蓄水，表里同病。

【药用】猪苓9g，泽泻12g，白术9g，茯苓9g，桂枝6g。上5味，捣为散，以白米饮，调服方寸匕，日服3次，多饮温

水，汗出而愈。

【**方解**】本方旨在化气行水，兼以解表。重用泽泻，味咸性寒，咸走水腑，寒胜热邪；佐猪苓、茯苓之淡渗，通利水道，下输膀胱，水热并泻；用白术之燥湿，健脾助土，为提防以制水；用桂枝之辛温，宣通阳气，蒸化三焦以行水。泽泻得二苓下降，利水之功倍增，小便利，则水不蓄。白术借桂枝之力上升，通阳之效尤捷，气腾津化，口渴自止。

【**临证验案**】五苓散属于八法中的消法，为通阳化气行水常用方剂，古今临床应用恒多，善于治疗各种原因引起的气化功能失调，笔者经常运用此方治疗各种功能性水肿及膀胱疾病引起的尿潴留，效果令人满意。如曾治疗患者刘某，男，85岁，于2015年3月就诊。患膀胱癌术后三年，经常出现小腹胀痛，排尿困难，后需要长期佩戴导尿管引流尿液，极为痛苦。刻诊见病人体胖，身体浮肿，畏寒，少气乏力，懒动，舌质淡、苔白，脉细弱。证属气虚湿阻，气化功能失调。治宜健脾益气，通阳化湿。方用五苓散加味：猪苓15g，茯苓15g，泽泻30g，白术15g，桂枝15g，黄芪30g。每日1剂，水煎，早晚温服。上方连服15剂，自觉小腹胀痛明显减轻，尿液增多，小便有自控能力，拔除导尿管，体力略增，畏寒改善。又予前方20余剂，浮肿逐渐减轻，排尿可控。遂停药，并嘱其适当进食能够助阳的食物，鼓励多喝水，以增加排泄。

本方主要益气助阳，增加肾脏的排泄功能，使气机调和，津液运行自如，从而恢复正常的气化功能。

再如患者刘某，男，81岁，于2017年10月9日就诊。自述全身虚浮，气短乏力，畏寒肢冷，双足午后肿胀疼痛明显，卧床不起，舌体胖，苔白，脉缓无力。证属脾气亏虚，运化失调，水湿潴留。治宜补气升阳，健脾化湿。方用五苓散加味：猪苓 15g、茯苓 15g、泽泻 30g，白术 30g，桂枝 15g，黄芪 30g，木瓜 30g，槟榔 30g，生姜 30g。每日 1 剂，水煎，早晚温服。并嘱其注意饮食温和，多食羊肉、生姜以助阳。上方连服 10 剂，浮肿略有改善，下肢肿痛明显减轻，饮食增加，舌润、苔薄白，脉缓。上方又服 10 剂后，浮肿消失，活动自如。嘱其经常进食生姜羊肉汤，适当下床活动，以促进气化功能的恢复。

此例由于气化功能失调引起水湿壅滞，带动湿性脚气复发，所以下肢浮肿较重，故除加黄芪补气升阳、利水消肿外，又加槟榔，其性重坠下达，以降气除逆、泄泻壅滞，专治脚气痈毒、水气浮肿；木瓜下行，祛湿利脾、舒筋活络，二药合用，意在健脾利湿、宣痹通络，对湿性脚气的肿胀疼痛有特效；配以生姜温散寒气，共达开上、导下、疏中、温宣降浊之功，使全身水散肿消。

近代研究将五苓散视为和解表里、调节升降、通畅气机、专司水液代谢的和平之剂，传统用于治疗外有表证，内停水湿，头痛发热，烦躁欲饮，或水入即吐、小便不利等，当代临床又扩大了新的用途，用于减肥降脂，治疗梅尼埃病、消渴、黄疸型肝炎、慢性充血性心衰、尿潴留、眩晕、前列腺炎、妊娠后期羊水过多、妊娠高血压及青光眼等疾病。

15. 白虎汤治疗流行性出血热高热口渴案

【方证条言】三阳合病，腹满身重，难以转侧，口不仁，面垢，谵语遗尿。发汗则谵语，下之则额上生汗，手足逆冷。若自汗出者，白虎汤主之。（第219条）

【辨证要点】壮热，大汗，口干舌燥，或谵语神昏，脉洪大。证属里热炽盛，热而未实。

【药用】知母 18g，石膏 30g，甘草 6g，粳米 30g。以水 2000mL，煮米熟汤成，去渣，温服，日 3 次。

【方解】白虎汤是《伤寒论》中辛寒清气的代表方。方中知母苦寒，清热泻火，滋阴润燥，为君药；石膏辛甘大寒，清热泻火，善清肺胃之热，与知母相配，既能清阳明气分之热，又能润燥以滋阴；甘草甘平，补中益气，调和诸药；粳米甘平，益气和胃，与甘草同用，具有和中养胃之功。全方具有清燥热、救阴液之效，旨在清气分热。

【临证验案】临床上凡遇大热、大汗、大渴、脉洪大四症并见者，均可应用白虎汤治疗。20 世纪 80 年代流行性出血热疾病高发期间，对于高热期患者就经常使用白虎汤方药。如曾治疗患者王某，男，45 岁，于 1985 年 5 月 10 日就诊，经多项检查，西医诊断为流行性出血热，收入院，配合中药治疗。诊见面赤、高热、大汗、口干渴、烦躁、腰痛，形体胖壮，皮肤散在紫红色出血点，舌质绛紫，苔薄黄，脉洪数。中医急用白虎汤治疗，药用：石膏 120g（先煎），知母 30g，甘草 10g，粳米 30g。水煎，分 4 次服，4 小时服药 1 次。连服 3 剂，患者口干渴明显减轻，体温降至 38.5℃，皮肤出血点变淡，腰痛减轻，舌仍干，脉稍数。前方石膏、知母减半量，再服 3 剂后，患者能安静入睡，口干渴基本消失，仍有微汗出，体温 37.8℃左右，进入出血热二期，后继予西医治疗而痊愈出院。

此例为急性传染病，属疫疠范畴，热势来者凶猛，必须大量石膏、知母清气凉营，清热之力既迅速又持久，可防止病情进一步加重。方中粳米不能缺少，粳米稼穑味甘，气味温和，禀容平之性，为后天养生之资，与寒凉药为伍，除能养胃气外，还有助于石膏作用的发挥。

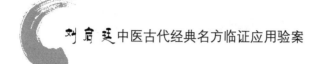

16. 白虎加人参汤治疗流行性出血热高热不退案

【方证条言】伤寒若吐若下后，七八日不解，热结在里，表里俱热，时时恶风，大渴，舌上干燥而烦，欲饮水数升者，白虎加人参汤主之。（第 168 条）

【辨证要点】一是较白虎汤证的汗、渴更剧；二是无大热大汗，而渴欲饮水的主诉；三是有白虎汤证，脉虽洪大但无滑数或脉象无力或虚数；四是有白虎汤证，但年逾花甲，气血阴液亏虚，显出种种不足。以上四条，符合任何一条，都可认为是白虎加人参汤证。证属里热炽盛，津液亏虚。

【药用】白虎汤原方，加人参 9g。上 5 味以水 2000mL，煮米熟汤成，去渣，温服，日 3 次。

【方解】本方由白虎汤加人参组成，是清热与益气生津并用的方剂。因壮火食气、热盛伤津，故用白虎汤辛寒清热，加人参益气生津，为热盛气阴两伤之良方。

【临证验案】同样在治疗流行性出血热疾病中，笔者遇到一例。患者张某，男，73 岁，于 1985 年 6 月 30 日就诊。经多项检查，诊断为流行性出血热，收入院，配合中医治疗。症见面红目赤，高热不退，体温 39.5℃，口干多饮，体虚无力，皮肤散在少量出血点，腰痛转侧不利，小便涩痛，舌质红、苔白欠润，脉虚数。证属里热炽盛，津液亏虚。予白虎加人参汤化裁：石膏 100g（先煎），知母 20g，甘草 10g，西洋参 30g，粳米 30g。水煎，分 4 次服。连服 3 剂后，体温降至 39℃左右，口渴减轻，仍有自汗出，皮肤出血点变淡，小便通畅，舌淡苔白，脉细数，上方再服 5 剂后，患者精神明显改善，体温仍维持在 38.5℃左右，口渴、汗出基本消失，脉仍稍有虚数，予单味西洋参 10g，水煎服。余症由西医治疗，半月后病愈出院。

本案患者症见大汗、大渴、大热之外候，仍需使用大量石膏、知母清散里热，但考虑患者年高体虚、津液亏耗，故辅以西洋参固气、滋阴、生津，扶助正气，因诸参之中，唯西洋参性凉，生津润燥，不助其热，这样既能祛邪，又能固正。

17. 猪苓汤治疗小便不利案

【方证条言】若脉浮，发热，渴欲饮水，小便不利者，猪苓汤主之。（第223条）

【辨证要点】小便不利，渴欲饮水，发热，心烦不寐，舌质红，脉细数。证属水热互结，阴虚有热。

【药用】猪苓、茯苓、泽泻、阿胶、滑石各9g。上五味，用水2000mL，先煎4味，取2升，去渣，烊入阿胶，日服3次，每次温服140mL。

【方解】方以猪苓为君，淡渗利水；泽泻、茯苓为臣，甘淡，以助猪苓利水渗湿；佐以滑石之甘寒，利水清热、通淋；阿胶滋养阴血而润燥，防止渗利之品再伤阴血。五药合用，利水而不伤阴，滋阴而不敛邪，共奏利水渗湿、清热养阴之功。

【临证验案】《伤寒论》猪苓汤主要用于外感热病经治疗后余热留扰，气化失调，水热互结，阴液受损的病证。后世依据仲景之法，广泛用于小便不利或淋沥之候，凡辨证属水热互结，兼有阴伤的证候，皆可选用猪苓汤治疗。如曾治疗余某，男，56岁，于2011年8月25日就诊。主诉小便涩痛排解不畅3天，伴有发热、口渴多饮、自汗出，形体消瘦，面红，舌质红，苔少欠润，脉浮数。证属下焦水热互结，气化失调。治宜清热润燥，助气化利小便。方用猪苓汤加味：猪苓15g，茯苓15g，泽泻30g，阿胶15g（烊化），滑石30g，玄参30g，木通 10g，车前子 30g（包煎），甘草 10g。每日 1 剂，水煎，分 2 次温服。服药 2 剂后，小便涩痛略有改善，发热、口渴、自汗减轻。继服 3 剂后，发热、口渴、汗出消失，小便仍稍有等待及排解不尽感，口淡无味，纳食不馨，且伴见腰膝酸楚，脉缓无力。证属肾亏脾虚，气阴两虚。治宜益气固肾，健脾助运。更方用五苓散加味：茯苓 30g，猪苓 15g，白术 30g，桂枝 15g，泽泻 30g，熟地黄 15g，山萸肉 15g，黄芪 30g，甘草 10g。每日 1 剂，水煎，分 2 次温服。连续服药 15 剂，基本恢复健康。

本案患者素有前列腺疾患，经常出现小便不利的症状，因感受风寒后，发热出汗，其热直入下焦，水热互结，热灼肾阴，伤及阴津，而使膀胱气化功能失职，水湿内停，故出现小便涩痛排解困难，用猪苓汤利湿清热、养阴润燥；加玄参、木通、车前子、甘草滋阴通淋。后期出现脾肾亏损、气阴两虚之候，更方用五苓散健脾利湿以助运，用熟地黄、山萸肉、黄芪补脾益肾，以善其后。

18. 竹叶石膏汤治疗病后余热未清案

【方证条言】伤寒解后，虚羸少气，气逆欲吐，竹叶石膏汤主之。（第 397 条）

【辨证要点】发热汗多，心烦少气，口干喜饮，气逆欲吐，舌干少津，脉细数。证属气阴两亏，余热未尽。

【药用】竹叶 10g，石膏 30g，半夏 9g，麦冬 18g，人参 6g，炙甘草 6g，粳米 15g。上 7 味，以水 2000mL，煮取 1200mL，去渣，内粳米，煮米熟，汤成去米，温服，日 3 次。

【方解】本方是白虎加人参汤去知母，加竹叶、麦冬、半夏组成。由于白虎加人参汤具有清热益气生津的作用，故以此方作为基础方，加竹叶清热除烦；因其病后余热不甚，故去知母，以石膏与竹叶相配，清肺胃之郁热。半夏和胃降逆止呕，且能开胃行津液；麦冬滋养胃阴。诸药合用，共奏滋阴清热、益气和胃之效。其中麦冬与半夏相伍，既无滋腻之嫌，又无辛燥之弊。

【临证验案】竹叶石膏汤多用于治疗热病后气阴两虚、余热未尽的病证，是一种滋润清热清补剂。如曾治疗患者王某，男，45岁，于1986年7月15日来诊，突然高热不退，大汗淋漓，口干渴，伴见头昏、烦躁，收入住院治疗，邀中医会诊。刻诊见舌绛，苔黄欠润，脉洪大，诊为暑热伤阴，急予白虎汤治疗。3剂后，热退、渴减，仍觉潮热微汗，心烦气短，口干欲饮水，舌红欠润，脉虚数，证属气阴两虚，余热未尽，方用竹叶石膏汤治疗：淡竹叶15g，石膏30g（先煎），半夏10g，麦冬15g，西洋参10g，炙甘草6g，粳米30g。水煎，分3次温服。连服3剂后，潮热心烦消失，津生口润，食欲增加，仍觉乏力，更方增液汤加西洋参善其后，服用5剂而告愈。

此证为暑热伤阴，引起热、渴、汗俱盛，与阳明热病等类，故用白虎汤类方有效。因人参性热易伤阴，换用西洋参性凉而补，既能益气清热，又能养阴生津。

19. 大承气汤治疗肠梗阻案

【方证条言】伤寒六七日，目中不了了，睛不和，无表里证，大便难，身微热者，此为实也，急下之，宜大承气汤。（第252条）

【辨证要点】不恶寒，潮热，大便难，不大便五六日以上，腹满腹痛，拒按，或绕脐痛，舌苔干黄或焦燥起刺，脉沉迟或沉实有力。证属燥热实邪结聚，痞满亦甚。

【药用】大黄12g，厚朴15g，枳实9g，芒硝9g。上4味，加水2000mL，先煮枳实、厚朴，取1000mL，纳大黄，煮取400mL，去渣，加芒硝，分温服，得下之，余勿服。

【方解】方中酒大黄清热泻火、推陈致新；芒硝咸寒，润燥软坚，通利大便，二药相伍，具有清热通便之功。厚朴苦辛温，行气散满消胀；枳实苦微寒，破气宽中消痞，二药相伍，具有破气消滞之功。全方相辅相成，具有攻下实热、荡涤燥结之功，用于实热结聚、痞满燥热俱重之阳明腑实证。在煎煮方法上使用先煎厚朴、枳实，去渣后再入大黄，有利于大黄有效成分的集中发挥，芒硝最后溶入后服，不便再服，便通停服。

【临证验案】大承气汤在危急重症中应用较为广泛，尤其是外科急腹症如急性胆系感染、肠梗阻、胆道蛔虫病、急性胰腺炎、急性阑尾炎等，用大承气汤及时攻下，使腑气得通而促病愈。如曾治疗患者张某，男，48岁，于1975年10月15日就诊。以突发腹痛腹胀、恶心呕吐，诊断为肠梗阻急症收入住院治疗，邀中医会诊。刻诊见患者呈急性病容，主诉腹胀腹痛拒按，伴有烦躁呕吐，大便多日未解，查见舌干红，苔黄燥，脉沉实。辨证为热结燥实，腑气不通。急用大承气汤治疗：大黄15g（后下），厚朴15g，枳实9g，芒硝12g（冲服）。如上法煎煮。因患者腹胀较重，西医予鼻饲减压，故注药前先抽出胃内容物，再注入中药药汁200mL，2小时用药1次，连续给药4次后，患者感觉腹部略有松软，疼痛减轻，仍未排便；次日又煎上药1剂，继续2小时用药1次，两次后矢气出、大便通，腹胀腹痛渐消失。后以流质饮食调养，3日后出院。

用此方治疗肠梗阻需要认准病史，临床凡是症见剧烈疼痛、痛不可忍，伴血压下降者，属绞窄性肠梗阻，极易引起肠坏死，非手术不可救治。而对于一般性肠梗阻，出现腹痛腹胀拒按、呕吐、便结不通，属燥热结实，腑气不通者，皆可使用承气汤治疗。服用大承气汤必须少量多次连续服用，可取速效。

20. 小承气汤治疗体虚便秘案

【方证条言】阳明病，其人多汗，以津液外出，胃中燥，大便必硬，硬则谵语，小承气汤主之。（第 213 条）

【辨证要点】潮热汗出，腹胀满，大便硬，苔干黄，脉滑。证属痞满气滞为主，实邪结聚较轻。

【药用】大黄 12g，厚朴 6g，枳实 6g。上 3 味，以水 800mL，煮取 240mL，去渣，分 2 次温服。初服当更衣，不尔者尽饮之，若更衣者，勿服之。

【方解】本方为大承气汤去芒硝，减半厚朴、枳实用量，大黄量不变。方中大黄具有清热泻火、推陈致新之功，厚朴、枳实破气消滞。用于治疗轻型的阳明腑实证。三药同煎，分温再服，大便通即停服。不大便则再继续服，意在泻热除满。

【临证验案】小承气汤是治疗热病后气阴两虚，余热未尽，腑气壅滞的常用方剂。如曾治疗患者王某，男，45 岁，于 1986 年 8 月 16 日就诊。自述因流行性出血热病经住院治疗痊愈，出院后仍有潮热出汗，口干舌燥，胸腹胀痛，大便不通，刻诊见舌红苔少，脉虚数。辨证为余热未尽，腑气壅结。方用小承气汤治疗：大黄 12g（后下），厚朴 6g，枳实 9g。水煎，分两次服。服药 1 剂后，排便两次，腹痛腹胀消失，仍有潮热出汗，口干舌燥，证为气虚津伤，方用益气增液汤治疗，药用：黄芪 30g，西洋参 15g，麦冬 15g，生地黄 20g，黄精 30g，玉竹 30g，炙甘草 10g。服用 5 剂后，自觉身体轻松，口内润泽，舌淡、苔白，脉缓和。再予黄芪、西洋参、麦冬、甘草水煎代茶饮。

在服用此类方剂时，应遵循便通即止的原则，不必过度通泻，以防伤阴耗液，后期可给予益气滋阴之剂，以恢复正气。

小承气汤与《金匮要略》厚朴三物汤、厚朴大黄汤药味相同，只是剂量不同，治疗三种不同的疾病。小承气汤以大黄为君，荡涤肠胃而去燥屎；厚朴为臣，行气散满；枳实为使，破气导滞，不令大泻，以微和胃气。厚朴三物汤以厚朴为君，行气散满；大黄为臣，荡涤胃肠，取其下行力峻，走而不守；枳实为使，破气导滞。厚朴大黄汤以厚朴、大黄为君，荡涤胃肠以行水，枳实破气为使，功在顺气行水。小承气汤重在泄热通便除燥屎，厚朴三物汤重在行气消胀除腹满，厚朴大黄汤重在顺气开胸泄水饮。

21. 调胃承气汤治疗感冒后大便不通案

【方证条言】阳明病，不吐不下，心烦者，可与调胃承气汤。（第207条）

【辨证要点】蒸蒸发热，心烦，谵语，腹胀满，不大便，舌红，苔黄燥，脉滑数或沉实。证属燥热实邪初结胃肠，痞满不甚。

【药用】炙甘草6g，芒硝9g，大黄（酒洗）12g。上3味，以水600mL，煮二物至200mL，去滓，纳芒硝，更上微火一二沸，温顿服之，以调胃气。

【方解】方中大黄苦寒，酒洗，除了清热泻火外，还有推陈致新之功；芒硝咸寒，润燥软坚，通利大便；炙甘草甘平和中，以缓药性，使攻下而不伤正。三药同用，具有泻热润燥、软坚通便之功，通过泻大便，达到清热润燥的目的。

【临证验案】调胃承气汤方与大、小承气汤相比，泻下导滞之力弱，尤适于症轻而体弱者。由于本方能调和肠胃，承顺胃气，驱除肠胃积热，使胃气得和，气机相接，从而诸证蠲除，故得名调胃承气汤。如曾治疗患者李某，女性，45 岁，于 2015 年 2 月 21 日因身热汗出、腹满、大便难就诊。自述 5 天前因感受风寒，出现恶寒发热、咽喉肿痛，经对症治疗，外感症状虽缓解，但复现腹部痞满不舒，身热时时汗出，口渴，心烦，大便 3 天未解，舌质红、苔薄黄，脉细数。证属燥热内结，胃气不和。治宜和胃下气通便。方用调胃承气汤：炙甘草 6g，大黄 6g，芒硝 10g。服药 1 剂后身热汗出消失，腹胀减轻，通便 2 次，再服 1 剂，泻下粪块多量，腹胀、心烦皆除。

该案为外感热病，入里化热，耗津伤液，形成燥实内结胃肠，而出现蒸蒸发热、腹满、便干等胃热壮实之侯，但痞满不甚，可用和下之法，使胃肠热势下降而病除。

22. 麻子仁丸治疗老年便秘案

【方证条言】趺阳脉浮而涩，浮则胃气强，涩则小便数，浮涩相搏，大便则坚，其脾为约，麻子仁丸主之。（第 247 条）

【辨证要点】大便干结，小便频数。证属脾阴亏损，肠胃干燥，里热未清。

【药用】麻子仁 30g，芍药 15g，枳实 15g，大黄 30g，厚朴 15g，杏仁 15g。上 6 味，末之，蜜和丸，如梧桐子大，饮服 10 丸，日 3 服，渐加，以知为度。

【方解】方中厚朴、大黄、枳实为小承气汤药物组成，清泄胃热，以抑"胃强"；火麻仁滋阴润肠，芍药养脾阴，杏仁润肠，共扶"脾弱"。此外，厚朴、杏仁二药相协，还能肃肺利气，有助燥结下行。诸药合用，使胃热得泄，脾津渐复，脾约得解，津液四布，二便遂正常。

【临证验案】麻子仁丸在《伤寒论》中主治津液亏乏，肠胃干燥，大便因硬的脾约证，属于缓下之剂，既有祛邪的作用，又有补津的功效，尤其适合虚实夹杂的肠燥便秘。如曾治热结实证下后失于调养的便秘之人，乔某，男，70岁。于2013年6月3日因大便1周不通来诊。主诉素有便秘，3个月前因腹部痞满胀痛、大便干结，经服用泻下剂后，便通胀除，但停药后上症复作，如此以来，服药则便泄，停药则便塞。特求助于中医。来诊述大便多日难排解，伴心烦，口干，脘腹痞满。刻诊见患者形体消瘦，活动自如，舌质红、苔黄，脉细涩。证属胃强热结，脾弱阴亏。治宜滋阴润燥，泄热通便。方用麻子仁丸加味：麻子仁60g，生白芍30g，大黄15g，厚朴30g，杏仁30g，枳实30g，生白术60g，山药60g。上8味，共研细末，炼蜜为丸，如梧桐子大，日服3次，每次10丸（约9g），随饭服下。服用1剂后，大便每日1行，但仍有干结，依上法又连续服用3剂，3个月来排便基本正常。后嘱其饮食调理。

麻子仁丸证与承气证不同，前者为太阴脾病，是脏病，阴亏之虚证；后者为阳明胃病，是腑病，阳盛之实证。前者脉细涩，为经常性便秘，不更衣十日无所痛苦；后者脉细数，潮热出汗、谵语、腹部满实坚痛不大便。总之，整体症状与局部症状，后者均较前者为重。

阳明腑证有轻重缓急之不同，因此，仲景针对这些情况，订立了和下、轻下、重下、润燥等不同的方法，但主要的论点必须以邪正的盛衰、热结的轻重来作为标准。我们假设都依据这一标准治疗，那么临床中就不会再发生误下、失下的种种错误。

23. 小柴胡汤治疗寒热往来案

【**方证条言**】伤寒五六日，中风，往来寒热，胸胁苦满，默默不欲饮食，心烦喜呕，或胸中烦而不呕，或渴，或腹中痛，或胁下痞硬，或心下悸、小便不利，或不渴、身有微热，或咳者，小柴胡汤主之。（第96条）

【**辨证要点**】寒热往来，胸胁苦满，心烦喜呕，口苦咽干，目眩，苔白，脉弦。证属半表半里，正邪分争。

【**药用**】柴胡15g，黄芩9g，人参9g，半夏9g，炙甘草9g，生姜9g，大枣12枚。上7味，以水2400mL，煮取1400mL，去渣，再煮取600mL，分3次温服。

【**方解**】方中柴胡气质轻清，升达疏透，能使少阳邪热外解，故谓之清解半表之邪；黄芩苦寒质重，清泄邪火，能使少阳邪热内消，故谓之能解半里之邪，二药相伍，外透内泄，而使少阳半表半里之邪一时并解；半夏、生姜调理胃气，降逆止呕；人参、炙甘草、大枣培土和中，扶助正气。本方寒温合用，攻补兼施，升降协同，内外并举，具有疏利三焦、宣统内外、通达上下、和畅气机的作用。

【**临证验案**】小柴胡汤反映了张仲景的临证经验是从实践中得来的，这些经验巧妙地以几个具有共性特点的主证为其汤证适应范围的标志，凡具有小柴胡汤证主症的多种发热性的疾病，如感冒、扁桃体炎、疟疾、流行性腮腺炎、急性病毒性肝炎、产后发热等，均有寒热往来主症，都可用小柴胡汤加味治疗。如曾治疗患者李某，女，35岁，于2020年10月5日就诊。患者感受风寒后，出现恶寒发热，头晕目眩，口苦咽干，恶心欲吐，心烦，查见患者情绪低落，舌红、苔白，脉弦。辨证为少阳半表半里，正邪分争。方用小柴胡汤：柴胡15g，黄芩9g，太子参30g，半夏9g，炙甘草9g，生姜3片，大枣12枚。水煎，分3次服。服药1剂后，即感症状减轻，食欲增加，又服2剂，感冒症状基本消失，纳食、活动恢复均正常。因患者体虚易感，故又予玉屏风散加苏叶、甘草、生姜，以增强免疫，预防感冒。

再如治疗患者王某，男，45岁，于2002年6月15日就诊。主诉三天前外出劳作，由于天气炎热，突受风雨袭击，出现畏寒怕风，身热，口舌干燥烧灼，多饮，在当地诊所给予西药肌注治疗，次日自觉病情非但没有减轻，反而加重，再至诊所肌注西药，三天后自觉恶寒发热，头痛身痛，口渴心烦，咽喉干痛，吞咽困难，干呕欲吐，舌红、苔白，脉浮数稍弦。证属外感风寒，少阳未解，化热上冲咽喉。治宜和解少阳，清热降火，清利咽喉。方用小柴胡汤加味：柴胡15g，黄芩10g，太子参15g，半夏15g，板蓝根30g，牛蒡子15g，金银花30g，炙甘草10g，生姜3片。水煎，分4次三小时连续服用。服用2剂后，体温下降，恶寒消失，口内润泽，咽痛减轻。嘱其多饮水，饮食清淡，并予西洋参10g、麦冬15g、竹叶10g、甘草10g，水煎代茶饮。服用3剂后，症状消失而告愈。

此证为身热突受寒邪侵袭，冷热相交，寒郁少阳，又因治疗失误，引起寒极化热，上冲咽喉，急用小柴胡汤伍以清热利咽之品，连续服用，引邪外出，达散寒消热、咽喉清利之功。

由此可见，凡见小柴胡汤证，均可用小柴胡汤加味治疗。

24. 大柴胡汤治疗急性胰腺炎案

【方证条言】伤寒发热，汗出不解，心中痞硬，呕吐而下利者，大柴胡汤主之。（第165条）

【辨证要点】寒热往来，胸胁苦满，心下拘急疼痛，或痞硬，郁郁而烦，呕吐不止，大便秘结或下利，口苦咽干，苔黄干，脉弦数。证属少阳失和，阳明热结。

【药用】柴胡15g，黄芩9g，芍药9g，半夏9g，生姜15g，枳实12g，大枣12枚，大黄6g。上7味，以水2400mL，煮取1400mL，去渣，再煮取600mL，分3次温服。

【方解】本方以小柴胡汤为基础，仍以和解少阳半表半里为其主要功效。去人参、炙甘草，乃因其里虚不显而结热较甚，甘温壅补之品不宜用；因呕吐较剧，故倍生姜以增强降逆止呕之功；加枳实、大黄，以泄热荡实，破结降气；芍药性味酸寒，敛阴和营，缓急止痛。诸药相伍，共奏和解少阳、通下里实之功，实为少阳阳明同病之剂。

【临证验案】大柴胡汤因具有和解攻下、两解表里之功，被后世医家广泛应用于内伤、外感实热病证而与少阳枢机不利相关者，尤其在救治体胖痰湿郁阻的急腹症方面疗效显著。如曾治疗患者王某，男，45岁，体胖，身重二百余斤，素有痰湿壅盛，一次朋友聚会，暴食油腻，饮酒过多，导致醉酒意识不清，数小时后清醒，出现恶寒发热，胸腹痞满，胁肋胀痛，心烦意乱，时有呕吐，大便干结。刻诊见舌赤，苔黄而燥，脉弦数。西医诊断为急性胰腺炎。中医辨证为少阳失和，阳明结热。急用大柴胡汤加味治疗：柴胡30g，黄芩15g，赤芍15g，半夏15g，枳实30g，大黄15g（后下），玄明粉20g（冲服），生姜3片，大枣7枚。水煎，3小时1服，连服4次。服药1

剂后，大便连泻 5 次，恶寒发热、胸腹痞满疼痛、心烦均较前减轻，考虑虽便通火降，但余热未尽，予上方去玄明粉，加厚朴消气化浊，水煎，2 次分服。服药 3 剂后，自觉症状基本消除，嘱其节制饮食，加强锻炼，防止病情反复。

大柴胡汤是把整体治疗和局部治疗相结合起来的典型性的汤方，方中小柴胡汤属于整体调节，是针对整体贯穿一个"和"字；用大黄、玄明粉、枳实等，具有承气汤之意，属于局部治疗，是针对局部贯穿一个"通"字，因这些疾病通常既有局部病变又有整体反应性，只有把"和"或"通"结合起来才能更全面地解决问题，而大柴胡汤正是把"和"或"通"恰到好处地结合在一起的汤方。在治疗急性胰腺炎、急性胆囊炎时，大柴胡汤必须连续服用，才能达到毒去邪出之功效。

25. 柴胡桂枝汤治疗感冒久不愈案

【方证条言】伤寒六七日，发热微恶寒，支节烦疼，微呕，心下支结，外证未去者，柴胡桂枝汤主之。（第 146 条）

【辨证要点】发热微恶寒，骨节烦痛，微呕，心下闷结。证属太阳少阳并病。

【药用】桂枝 4.5g，黄芩 4.5g，人参 4.5g，炙甘草 3g，半夏 6g，芍药 4.5g，大枣 6 枚，生姜 4.5g，柴胡 12g。上 9 味，以水 1400mL，煮取 600mL，去滓，温服 200mL。

【方解】本方取小柴胡汤、桂枝汤各半量合剂而成。用桂枝汤调和营卫，辛散解肌，以解太阳之表；用小柴胡汤和解少阳，畅达枢机，以治半表半里之证。因本证病情不重，用量亦轻微，故属于太阳少阳双解之轻剂。二方合用，扶正祛邪，解表清里，益胃和中，有调和内外、疏畅气机、燮理三焦营卫之功。

【临证验案】柴胡桂枝汤是小柴胡汤和桂枝汤的合方，可治疗太阳表证未解，渐入少阳，太阳少阳合病之病症。如曾治患者朱某，男，65岁，于2005年5月6日因发热恶寒一周来诊。一周前因感受风寒，出现微恶风寒，未予重视，一周后自觉症状逐渐加重，出现持续发热，微恶风寒，时时汗出，头身疼痛，精神萎靡，并伴有恶心干呕，胸胁胀闷，食欲不振，舌质红、苔白，脉沉弦。证属表邪未解，初犯少阳。治宜调和营卫，和解少阳。方用柴胡桂枝汤：桂枝10g，白芍10g，柴胡15g，黄芩10克，人参10g，姜半夏10g，炙甘草6g，大枣6枚，生姜3片。每日1剂，水煎，分2次温服。服药3剂后，身热、畏寒、汗出明显减轻，口苦、咽干、胸胁胀闷微减，再服3剂，诸症消失，饮食改善，恢复健康。

在临床中遇到该类患者，可以单治太阳经，也可以太阳少阳同治，关键要看太阳少阳孰重孰轻。像本案患者早期为外感风寒，太阳受邪，失于治疗，病势虽然趋于少阳，但太阳表证仍备，为太阳少阳同病，故用柴胡桂枝汤二阳同治。

26. 柴胡桂枝干姜汤治疗感冒汗下太过心烦口渴案

【方证条言】伤寒五六日，已发汗而复下之，胸胁满微结，小便不利，渴而不呕，但头汗出，往来寒热，心烦者，此为未解也，柴胡桂枝干姜汤主之。（第147条）

【辨证要点】寒热往来，心烦，胸胁微胀，口渴，干呕，小便不利，但头汗出。证属少阳枢机不利，兼水饮内结。

【药用】柴胡24g，桂枝9g，干姜6g，瓜蒌根12g，黄芩9g，牡蛎6g，甘草6g。上7味，以水2200mL，煮取1200mL，去滓，再煎取600mL，温服200mL，日3服，初服微烦，复服汗出便愈。

【方解】本方为小柴胡汤去半夏、人参、生姜、大枣，加桂枝、干姜、瓜蒌根、牡蛎组成。方中柴胡、黄芩清解少阳之热，瓜蒌根、牡蛎逐饮开结，桂枝、干姜通阳散寒化饮，甘草调和诸药。纵观全方，寒温并用，攻补兼施，既有和解表里之功，又有温中散寒之用。诸药合用，共奏和解表里、调和阴阳、宣痹散结、温化水饮之功。方后注"初服微烦，复服汗出便愈"，此为初服药后，正气得药力相助，正邪相争，郁阳欲伸，但气机一时尚未通畅，故有微烦之感。再服药后，少阳枢机运转，气机得以宣通，郁阳伸张，表里协和，故周身汗出，内外阳气畅达而病愈。

【临证验案】柴胡桂枝干姜汤在《伤寒论》中治疗太阳病，误用汗、下法引起的水饮停结之证。在临床中因外感风寒而过用汗法（大量服用含有解热镇痛类西药的抗感冒药）导致病情加重的现象也非常多见，使本来的小感冒演变成身体其他部位的疾病。如曾治疗患者金某，58岁，男，于2017年12月2日就诊。主诉恶寒发热，胸胁胀闷，小便不利。三天前外出感受风寒，出现身痛，发热，恶寒，恶心，干呕，大便干结不通，自行购买解热镇痛药，因有习惯性便秘，又同时服用了泻药，出汗较多，大便泄泻数次，恶寒、发热、身痛症状非但未减轻，反而加重，又出现心烦，口渴，头汗出，排尿不畅。刻诊见患者精神不振，舌质红、苔白，脉沉弦。证属少阳枢机不利，水热错结。治宜和解少阳，温化水饮。方用柴胡桂枝干姜汤：柴胡15g，黄芩10g，干姜6g，桂枝10g，瓜蒌根12g，牡蛎15g（先煎），甘草6g。每日1剂，水煎，分2次温服。服药3剂后，诸症息减，又进3剂，不适皆除，后嘱其生活调理。

本案为太阳病汗下失治引起邪热与水饮互结不得宣化，

阳郁不能透达，故除寒热往来、心烦、胸胁苦满等少阳症状仍在外，同时又因水饮内动，气化功能障碍，而出现小便不利，水不化津而口渴，郁阳上蒸而头汗出，这是少阳证兼有水饮的证候，首选柴胡桂枝干姜汤治疗，药到病除。

27. 理中丸治疗虚寒便稀久不愈案

【方证条言】大病瘥后，喜唾，久不了了，胸上有寒，当以丸药温之，宜理中丸。（第396条）

【辨证要点】腹满而吐，食不下，时腹自痛，下利，口不渴，舌质淡，苔白润，脉沉细无力。证属脾胃虚寒，升降悖逆。

【药用】人参9g，干姜9g，炙甘草9g，白术9g。上4味，以水1600mL，煮取600mL，去渣，分3次温服200mL。

【方解】本方为治太阴虚寒证之主方。方中人参、炙甘草益气补中，干姜温中散寒，白术健脾燥湿，共奏温中健脾、燥湿祛寒之功。前人认为本方能奠安中气，以恢复升清降浊之常而疗吐利，正所谓"理中者，理中焦"，故凡脾胃虚寒、中焦升降失调之证，无论外感内伤，均可用之。

【临证验案】理中汤临床上多用于长期患病脾胃虚寒之人。如曾治疗张某，男，65岁，于2015年10月5日就诊。主诉因体虚，每稍受风寒即感腹痛腹胀，大便溏稀3～5次，腹痛即泻，泻后痛止，食欲不振，干呕呃逆，嗳气不畅，伴见乏力畏寒，经常服用温补脾胃中药（药名不详）或西药蒙脱石散，服用后症状可暂时缓解，但感受风寒则复发，故求助于中医。刻诊症状同上，舌质淡、苔白，脉沉细无力。中医辨证为脾胃虚寒，升降失调。方予理中汤原方：人参15g，干姜15g，白术15g，甘草10g。水煎，温服，日3次。服药5剂后，自觉腹胀腹痛稍减，食欲增加，但仍有畏风怕冷感，便稀日2～3次，继予上方5剂，并嘱其多进食温补食物，并以姜枣代茶饮。再诊时腹痛、呕吐消失，纳食馨，仍时有腹胀感，便稀不成形，舌质淡、苔薄白，脉缓而弱，嘱患者停药观察，并长期以姜枣泡水代茶饮。1个月后来诊，患者基本恢复常态。嘱患者加强身体锻炼，禁食一切生冷食物，多食生姜、熟萝卜。

本方以干姜、白术、甘草辛甘化阳，以温脾胃之寒，增强阳气之升温性、动性，而相对减弱了阴的凝聚性、静性，则满、痛、吐、利可除；人参具有双向性的调节作用，与阴药相伍则益阴，与阳药相伍则补阳。用此方增强严重减弱的阳气，为温中散寒、甘温补脾的首选方。再者长期服用萝卜、生姜、大枣，以益气温中，调理脾胃。

28. 桂枝人参汤治疗虚寒性腹泻复感风寒案

【方证条言】太阳病，外证未除，而数下之，遂协热而利，利下不止，心下痞硬，表里不解者，桂枝人参汤主之。（第163条）

【辨证要点】下利，心下痞硬，腹痛绵绵，口不渴，发热恶寒，头痛，苔白滑，脉浮虚。证属表邪未解，脾胃虚寒。

【药用】桂枝12g，人参9g，炙甘草12g，白术9g，干姜9g。上5味，以水1800mL，先煮4味，取1000mL，加桂枝，煮取600mL，去渣，温服200mL，日服3次。

【方解】本方由理中汤加桂枝而成。理中汤温中散寒，补益脾胃，复其中焦升降之职而止下利，增炙甘草意在加强补中之力，加入桂枝辛温通阳，散肌表之邪而除表证。该方以温里为主，兼以解表，为表里双解之剂。

【临证验案】桂枝人参汤是治疗素有脾胃虚寒，又感风寒外侵，腹痛腹泻的有效方剂。如曾治疗患者李某，男，55 岁，于 2013 年 10 月 8 日就诊。自述经常腹痛腹泻，稍遇寒凉则复发，近期因感冒风寒，出现恶寒发热，头痛头晕，脘腹痞胀，腹痛下利，体酸乏力等症状，舌苔白，脉浮数。证属脾胃虚寒，风寒外束。治宜辛温解表，温中祛寒。方用桂枝人参汤：桂枝 12g，炙甘草 12g，白术 9g，人参 9g，干姜 9g。水煎，分两次温服。上方服 3 剂后，腹痛腹胀缓解，仍时有便稀，恶寒发热已除，头晕、乏力减轻，予前方再服 3 剂。三诊来述，自觉周身温暖，食欲增进，大便软而成形，病已愈，停服药，嘱患者加强体质锻炼，调整饮食，禁食一切生冷食物，多食生姜、萝卜，常饮生姜大枣茶。

本例素体中阳不足，复感风寒，出现寒热头痛，脘腹痞满，乃中焦中阳虚兼表证所致，投以桂枝人参汤，用理中汤温补脾胃之虚寒，助长在里之阳的升温性，则下利腹胀可除，加桂枝之辛温，旨在助长卫阳的升散性，达到解表的目的，故本方为表里双解、平调阴阳的温补方。

29. 甘草干姜汤治疗感冒过汗气逆干呕案

【方证条言】伤寒脉浮，自汗出，小便数，心烦，微恶寒，脚挛急，反与桂枝汤欲攻其表，此误也。得之便厥，咽中干，烦躁，吐逆者，作甘草干姜汤与之，以复其阳；若厥愈足温者，更作芍药甘草汤与之，其脚即伸；若胃气不和，谵语者，少与调胃承气汤；若重发汗，复加烧针者，四逆汤主之。（第 29 条）

【辨证要点】恶风寒，自汗出，四肢不温，烦躁，吐逆，咽干，脚挛急，小便数，脉浮虚。证属阴阳两虚，升降悖逆。

【**药用**】炙甘草 12g，干姜 6g。上 2 味，以水 600mL，煮取 300mL，去滓，分温再服。

【**方解**】方中炙甘草温中益气，干姜温中复阳，二药配伍，辛甘合化为阳，得理中汤之精要，重在复中焦之阳气，为辛甘温中复阳之良方。且炙甘草倍于干姜，是甘胜于辛，故能守中复阳，中阳得复，则厥愈足温。

【**临证验案**】芍药甘草汤为酸甘化阴之剂，凡见肝脾失和，筋脉拘急挛痛者，皆有良效。如曾治疗体虚之人外感风寒过用发汗解表剂后引起的阴阳两虚之患者，王某，女，65 岁，于 2020 年 8 月 30 日就诊。因恶寒发热，时时自汗，四肢不温，下肢拘急来诊。患者素体脾胃虚弱，经常腹泻，5 天前因感受风寒，恶寒发热，身疼痛，自服桂枝汤 1 剂后，病情未见改善反加重，复见气逆干呕，烦闷不宁，舌质淡，苔白，脉浮虚。证属阴阳两虚，升降失调。治宜助阳生阴，调和阴阳。方用甘草干姜汤化裁：炙甘草、干姜各 12g。水煎，分两次服。服用 1 剂后阳复足温，再予白芍、甘草各 12g，水煎服。两天后复诊，述口干、烦躁、下肢挛急均缓解。

该案素有脾胃虚寒，元气亏乏，复感风寒，卫阳受伤，又发汗不当，使阴阳交错，两败俱伤。故治疗需分两步走，先复其阳，使阳生阴长，后复其阴，使阴平阳秘。甘草干姜汤辛甘化阳，先服以复其阳，而使足温；芍药甘草汤，酸甘化阴，后服以复其阴，从阴和阳，则达阴平阳密，烦躁、口干、挛急而解。

30.四逆汤治疗肝硬化危症案

【**方证条言**】少阴病，脉沉者，急温之，宜四逆汤。（第 323 条）

【辨证要点】脉沉细，但欲寐，精神萎靡，四肢厥冷，下利清谷，呕吐，无热恶寒，或大汗出，或身有微热，热不剧，小便清长，舌苔白。证属亡阳欲脱，阴寒弥漫。

【药用】附子9g，干姜4.5g，炙甘草6g。上3味，以水600mL，煮取240mL，去渣，温服。

【方解】方中附子温肾回阳，干姜温中散寒，甘草调中补虚，合为回阳救逆之要方，因其主治少阴阳虚阴盛而四肢厥逆，故方名四逆。

【临证验案】四逆汤为治疗少阴心肾阳衰的代表方。四逆汤证常见的四肢厥逆、脉微欲绝症状，与现代医学休克症状相符合，所以本方常作为临床抢救用药的主要方剂，可誉为治疗阴阳衰竭的救命方。如曾在20世纪80年代救治过一例年轻患者，因慢性肝病、肝硬化腹水在当地医院住院治疗半年余，病情逐渐加重，多次下病危通知告知病人病情危重，家人不愿放弃治疗，特邀余前往会诊。诊见患者呈嗜睡状，呼吸微弱，面色晦暗，全身浮肿，手脚发凉，腹部膨隆，左下肢溃疡流水，尿少，大便失禁，舌质淡、苔白，脉沉细欲绝。证属亡阳欲脱，阴寒弥漫。治疗急需回阳救逆。方用四逆汤加人参：生附子15g，干姜30g，炙甘草15g，大力参30g。先煎附子、大力参1小时，再纳入干姜、炙甘草继续煎煮1小时，滤取药汁约400mL，每次服用100mL，间隔2小时服药1次，连服4次，每日1剂。次日家人前来告知，患者呼之能醒，语音低弱，仍呈嗜睡状，服药效显，原方依上法继服，西医又予白蛋白、输血等治疗。4天后，患者病情大有好转，转危为安，手脚渐温，浮肿、腹胀渐消，尿量增加，排便自控。治疗仍以原方化裁，熟附子易生附子，加黄芪30g，当归30g。水煎服，日1剂。又服10剂后，家人代述，患者精神好转，已能坐起进食，下肢溃疡面收敛，二便基本正常，前方加白术、桂枝、砂仁健脾通阳、化气调胃，附子减至 10g，取药 10 剂，水煎服，日 1 剂。出院回家调养期间多次来诊，仍以上方随症化裁，连续服药三月余，病情基本稳定，偶尔外出游玩、垂钓，现有时来诊，未再现危症。

本例患者在出现危症时，西医以大量白蛋白、输血治疗，配合中医回阳救逆，说明中西医结合治疗的重要性。

31. 干姜附子汤治疗泻后肢冷烦躁案

【方证条言】下之后，复发汗，昼日烦躁不得眠，夜而安静，不呕，不渴，无表证，脉沉微，身无大热者，干姜附子汤主之。（第 61 条）

【辨证要点】昼日烦躁不得眠，夜而安静，不呕不渴，无表证，脉沉微，舌质淡，苔白。证属阳虚阴盛，虚阳浮越。

【药用】干姜 3g，附子 9g。上 2 味，加水 600mL，煮取 200mL，去渣，顿服。

【方解】方中干姜辛温，补中土之阳，附子辛热，急复少阴之阳，是火与土俱暖，以复阳气之根基，二药相伍，驱散阴霾、复涣散真阳之力最著。服法尤有妙义，此汤"顿服"，即一次服尽，是取药力集中，以复阳气于顷刻，驱阴寒为乌有。

【临证验案】干姜附子汤具有回阳救逆的作用，适用于阳气骤虚、阴寒气盛的危急病人。如在 20 世纪 60 年代，曾治疗某中年男性患者，因肠梗阻住院治疗，期间邀中医会诊。患者腹部胀痛明显，心烦难以忍受，频繁呕吐，口干舌燥，舌绛，苔黄厚欠润，脉沉实有力。中医诊为热结食积，气机不畅，给予大承气汤连服 3 剂，导致大便泻泄不止，大汗淋漓，来诊时症见四肢厥逆，烦躁不安，畏风恶寒，舌质淡、苔薄白，脉沉缓无力。证属阳虚阴盛，虚阳浮越。急用干姜附子汤温里回阳：干姜 10g，附子 15g（先煎）。水煎，一次顿服。服 1 剂后即感手脚增温，烦躁减轻，次日再服 1 剂，症状改善，3 天后患者精神好转，给予流质饮食，7 天后出院回家休养。

此例是过下、大汗之后引起阳虚阴盛，虚阳浮越，用干姜、附子辛热急复其阳，以迅速增强阳气的升温性，使阳气复、阴寒消、阴阳平衡，虚阳收敛，则烦躁、脉微自然减轻。

32.附子汤治疗关节顽固性冷痛案

【方证条言】少阴病，得之一二日，口中和，其背恶寒者，当灸之，附子汤主之。（第 304 条）

【辨证要点】背恶寒，手足凉，关节痛，口中和，舌淡苔白，脉沉细。证属阳虚外寒，脉络凝滞。

【药用】炮附子 18g，茯苓 9g，人参 6g，白术 12g，芍药 9g。上 5 味，加水 1600mL，煮取 600mL，去渣，日服 3 次。

【方解】方中重用炮附子温经散寒，温肾以扶真阳之本，用人参大补元气以扶后天之虚，共为主药，补益脾肾而固根本；佐以茯苓、白术健脾利水化湿，以助阳气之宣通；芍药和营血，通血痹，以加强温经止痛之功，且能制约术、附之温燥而护阴。

【临证验案】附子汤具有较好的温经散寒除湿之功，对阳虚而阴寒凝滞所致的病证应用广泛。如曾治疗患者马某，女，75 岁，于 1988 年 10 月就诊。主诉素有畏寒肢冷病史，因久处阴寒潮湿之处，近一年来全身怕冷、关节疼痛逐渐加重，肩背冷痛尤甚，手脚发凉，关节肿胀，行动困难，查见患者形体虚胖，活动不灵，舌质淡、苔白滑，脉沉细。证属阳虚外寒，经脉凝滞。治宜温阳化湿，通络止痛。方用附子汤：炮附子

18g(先煎)，茯苓 15g，人参 15g，白术 15g，白芍 10g。水煎，分三次温服，并嘱患者脱离潮湿环境，多晒太阳。服药 10 剂后，畏寒肢冷、关节疼痛减轻，但背部寒冷未见改善，舌质淡红，脉沉缓乏力，前方又予 10 剂。三诊述畏寒肢冷、关节疼痛略减，不耐劳，活动后疼痛加重，食欲增加，舌质淡红、苔白，脉沉缓。上方又连服 30 余剂，患者体质虽有改善，但仍有受凉后肢冷、关节酸痛的症状，舌质红、苔白，脉沉缓，又取上方 10 剂，告知间隔 2 天服用 1 剂，连服 1 个月。后家人来述，患者自觉症状基本消失，生活自理，行动自如。

本证纯为长居阴寒之处，引起经脉凝滞，而出现恶风畏寒、关节疼痛、脉沉；阳之温性不足，不能温润四肢百脉，故背部寒冷、四肢发凉，是阳虚体质之人易发疾病。本方以附子、人参、白术益气温阳，大温大补，用以增强阳的温散性，使阳气得温，经络之凝滞自解；芍药苦酸和阴，既限制其温燥浮热之弊，又有引阳入阴之妙。本方既可温阳，又可益气，既祛邪，又扶正，阴阳两调。

33. 真武汤治疗肾功能衰竭案

【方证条言】少阴病，二三日不已，至四五日，腹痛，小便不利，四肢沉重疼痛，自下利者，此为有水气，其人或咳，或小便不利，或下利，或呕，真武汤主之。（第 316 条）

【辨证要点】恶寒肢冷，四肢沉重，腹痛，小便不利，浮肿，下利，或咳，或呕，苔白滑，脉沉或微细。证属阳虚阴盛，水气内停。

【药用】茯苓 9g，芍药 9g，生姜 9g，白术 6g，附子 9g。上 5 味，加水 1600mL，煮取 600mL，去渣，日服 3 次。

【方解】方中附子辛热以壮肾阳，使水有所主，白术健脾燥湿，使水有所制，二药合用更可温煦经脉以除寒凝；生姜宣散，佐附子助阳，于主水中有散水之意；茯苓淡渗，佐白术健脾，于制水中有利水之用；芍药活血脉，利小便，且有敛阴和营之用，可制姜、附刚燥之性，使之温经散寒不伤阴。诸药相辅相成，互相为用，共奏扶阳散水之功。

【临证验案】真武汤为少阴心肾虚而兼水饮泛滥的常用方剂，就其组方特点而言，尤其适宜于慢性心肾功能衰竭所致的各种病症。如曾治疗患者姚某，男，67岁，于1990年6月15日因痼疾肾衰收入住院，治疗两个多月病情未见好转，于8月20日邀余会诊。诊见患者面色晦暗，精神萎靡，形体虚弱，全身浮肿，筋惕肉瞤，四肢厥逆，自述畏寒肢冷，头晕昏沉，难以入眠，腹胀便稀，小便不利，舌质淡、苔白，脉浮大无力。证属阴盛阳衰，水湿内停。治宜温阳化湿。方用真武汤加味治疗：茯苓30g，白芍30g，白术30g，附子15g（先煎），黄芪30g，人参15g，桂枝15g，生姜3片为引。取药10剂，水煎，分3次温服。10天后再次邀余会诊，患者服药后精神好转，小便渐多，体力稍增，病情大有好转，上方又给予10剂继服。三诊时患者已能下床活动，浮肿消失，四肢转温，尿蛋白由（＋＋＋＋）降为（＋＋），嘱患者出院带药30剂回家调养。1个月后家人来述，患者病情基本稳定，并能从事一般劳作。

该案患者年老体衰，久病缠身，脏腑功能下降，阳气虚衰，水饮内停，故现阴盛阳衰之候，治予真武汤通阳化饮，加黄芪、人参、桂枝益气补脾以助后天再生之源。

34. 吴茱萸汤治疗频繁呕吐痰涎案

【方证条言】少阴病，吐利，手足逆冷，烦躁欲死者，吴茱萸汤主之。（第309条）

【方证条言】干呕，吐涎沫，头痛者，吴茱萸汤主之。（第378条）

【辨证要点】干呕，吐涎沫，头痛尤以巅顶痛为多见，手足厥冷，烦躁，或下利，苔白滑，脉沉弦。证属中焦虚寒，寒饮犯胃。

【药用】吴茱萸9g，人参9g，生姜18g，大枣12枚。上4味，加水1400mL，煮取400mL，去渣，日服3次。

【方解】本方以吴茱萸为主药，辛苦而温，暖肝胃，散阴寒，下逆气，降浊阴；又重用生姜之辛温，温胃化水消饮，和中降逆止呕；配以人参之甘温，大枣之甘平，补虚和中，共成暖肝胃、祛阴寒、降浊阴之良方。

【临证验案】吴茱萸汤以具有温胃散寒、益气降逆止呕的作用，临床常作为慢性胃炎的合方应用，尤适用于精神萎靡、手足发凉、干呕吐涎沫的病人。如曾治疗患者徐某，男，69岁，于2018年6月29日就诊。自述素体脾胃虚弱，畏寒肢冷，乏力懒动，嗜睡，复因感受寒邪，出现频繁呕吐痰涎清稀，头痛巅顶发凉，不思饮食，舌质淡、苔白，脉沉细。证属中焦虚寒，寒饮犯胃。治宜温中散寒，化饮和胃。方用吴茱萸汤加味：吴茱萸10g，人参10g，茯苓15g，半夏10g，生姜3片，大枣5枚。水煎，分三次温服。服药5剂后，感觉四肢渐温，头痛、呕吐涎沫减轻，精神较前好转，但仍觉乏力，食欲不振，舌脉同前，治疗前方又予5剂。三诊时自觉精神改善，头痛、干呕吐涎沫消失，体力增加。上方连服30剂，患者自我感觉较好，体力增，四肢温，纳食馨。嘱患者停药，注意身体调养，加强运动锻炼，禁食一切生冷食物，多食温暖食物，可以经常用生姜、大枣泡水代茶饮，以散寒温中、健脾和胃。

35. 黄连阿胶汤治疗老年心烦失眠案

【方证条言】少阴病，得之二三日以上，心中烦，不得卧，黄连阿胶汤主之。（第303条）

【辨证要点】心中烦，不得卧，口燥咽干，或手足心热，小便短黄，或舌绛。证属少阴热化，阴虚阳亢。

【药用】黄连12g，黄芩6g，芍药6g，鸡子黄2枚，阿胶9g。上5味，加水1600mL，先煎3物，取600mL，去渣，纳胶烊化，小冷，纳鸡子黄，搅令相得，温服200mL，日服3次。

【方解】方中黄连、黄芩清心火，除烦热；阿胶、芍药、鸡子黄滋肾阴，养营血，安心神。芍药与黄芩、黄连相伍，酸甘涌泄以泻火，与鸡子黄、阿胶相伍，酸甘化阴以滋液，又能敛阴安神以和阴阳，共奏泻心火、滋肾水、交通心肾之功。

【临证验案】黄连阿胶汤主要用于邪实正虚、阴虚阳亢之证，特别对心肾不交所致顽固性失眠尤有特效，临床多用于治疗老年阴虚火旺所导致的失眠。如曾治疗许某，女，85岁，于2019年2月15日就诊。自述口干舌燥，心烦意乱，手脚发热，彻夜难眠，大便干结、排解不畅，小便色黄，查见舌红，苔黄欠润，脉细数。证属少阴热化，阴虚阳亢，心肾不交。治宜滋阴降火，引火归原，交通心肾。方用黄连阿胶汤：黄连12g，黄芩6g，生白芍15g，阿胶9g（烊化），鸡子黄2枚。先煮前三味，煎取二汁，取汁混合，内阿胶烊化，待稍温时加入鸡子黄2枚，搅匀，睡前一次服下。服药3剂后，自觉口干舌燥减轻，心烦改善，能入睡但时间短，大便通畅，小便正常，前方再予3剂，依上法服用。3天后家人来述，患者基本恢复正常，饮食改善，但睡眠易惊醒。考虑患者病未痊愈，仍有心火旺盛之势，嘱其用莲子心、冰糖煮水，睡前服用。

黄连阿胶汤药味虽少，但作用协调，如芩、连苦寒泄热，阿胶甘润、白芍酸敛、鸡子黄滋润，能滋阴复营，使其阳气降而心宁，阴复则神安。寓清寓润，清润兼施，心肾相交而病安。

36. 当归四逆汤治疗血虚肢冷痛案

【方证条言】手足厥寒，脉细欲绝者，当归四逆汤主之。（第351条）

【辨证要点】手足厥寒，麻木，甚至青紫，脉细欲绝。

【药用】当归9g，桂枝9g，芍药9g，细辛9g，炙甘草6g，通草6g，大枣25枚。上7味，以水1600mL煮取600mL，去滓，温服200mL，日3次。

【方解】本方以当归、甘草甘辛苦温为主药，合桂枝、细辛、通草辛通而散经络寒邪之凝滞，以降低经络之阴的凝聚性、静性，则厥寒、疼痛、麻木等可解。桂枝与芍药、甘草、大枣合用，调和营卫，可内可外，其间虽有芍药酸苦，仍不失辛甘发散为阳，在表以祛寒邪，在里以解凝涩。而当归与芍药合用，则更有养血活血之妙，共奏温经散寒、养血通络之功。

【临证验案】当归四逆汤为桂枝汤类方，主要用于血虚寒凝、阳虚脏寒、经脉不利之证，其辨证要点是"手足厥寒，脉细欲绝"，临床中只要掌握这一内涵，灵活变通，效果明显。如曾治疗患者李某，男，75岁。于1992年10月15日就诊。主诉素体虚弱，畏寒怕凉，稍受风寒则全身怕冷，手足发凉，关节冷痛，近期外出受风，上症加重，伴见脘腹冷痛，吐痰涎清稀，口淡无味，食欲不振。刻诊见患者精神萎靡，形体消瘦，活动欠灵活，面色青暗，舌质淡、苔白滑，脉沉细弱无力。证属寒盛血虚，经脉痹阻。治宜温经散寒，养血通经。方用当归四逆加吴茱萸生姜汤：当归 20g，桂枝 15g，白芍 20g，细辛 5g，通草 5g，甘草 10g，吴茱萸 15g，大枣 25 枚，生姜 3 片。水酒（黄酒）各半煎服，每日 1 剂，分 5 次温服。服药 5 剂后，家人来述，患者自觉身体渐有温暖感，关节疼略减，精神改善，食欲增加。原方再服 10 剂后，肢冷减轻，腹痛呕吐消失，稍能活动。上方连续服用 50 余剂，患者体质明显改善，活动自如，疼痛消失，食欲增加，但仍不耐寒，停药后嘱患者增加营养。

本案患者素体血虚而又经脉受寒，寒邪凝滞，血行不利，阳气不能达于四肢末端，营血不能充盈血脉，遂呈手足厥寒、脉细欲绝。治疗宜温经生血，散寒通络。以桂枝汤解表以解外；肝苦急，甘以缓之，倍用大枣；肝欲散，当以辛散，用细辛之辛通三阴之气血，可解在表之严寒；通草通九窍而通关节，用以开厥阴之阀而行于肝；重用芍药防相火为患，桂枝得芍药生血于营，细辛得通草行于卫，甘草得大枣气血以和，且缓中调肝。营气荣脉，气血行于肌表则手足温。再加本病因素体阳虚，受寒后腹痛呕吐，加吴茱萸、生姜以温肝散寒，温胃止吐。并以酒水各半相煎，取酒之粮食精华，酒性大热，能引诸经，通血脉，散风寒。虚寒者加酒最适宜，以解寒邪痼冷而病愈。

本证与四逆汤证同为厥证，但四逆汤证是少阴肾阳衰微，阴寒内盛，故手足厥冷而脉微欲绝，本证是厥阴血虚寒凝，经脉失养，故手足厥寒，而脉细欲绝。厥冷有轻重之别，脉在细微之间，临证时应当注意，不可忽略。

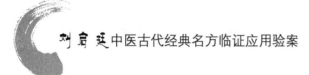

37. 乌梅丸治疗胆道蛔虫病案

【**方证条言**】伤寒，脉微而厥，至七八日，肤冷，其人躁，无暂安时者，此为脏厥，非为蛔厥也。蛔厥者，其人当吐蛔。今病者静，而复时烦者，此为脏寒，蛔上入其膈，故烦，须臾复止，得食而呕，又烦者，蛔闻食臭出，其人常自吐蛔。蛔厥者，乌梅丸主之。（第338条）

【**辨证要点**】呕吐蛔虫，心中痛热，或痛引肩胛，饥不欲食，得食更甚，时痛时止，痛剧则四肢厥冷，心烦不安，痛止则安静如常人，或治久利，脉微，苔白滑或黄。证属寒热错杂，阴阳胜复。

【**药用**】乌梅300枚，细辛18g，干姜30g，黄连48g，附子18g，当归12g，蜀椒12g，桂枝18g，人参18g，黄柏18g。上10味，异捣筛，合治之，以苦酒渍乌梅1宿，去核，蒸之5斗米下，饭熟捣成泥，合药令相得，内臼中，与蜜杵2000下，丸如梧桐子大，先食饮服10丸，日服3次，稍加至20丸。禁生冷、滑物、臭食等。

【**方解**】本方以乌梅为君，重用乌梅之酸，敛肝阴而制木火之横逆上亢；伍人参可培土以御木侮；伍细辛、蜀椒，疏肝而不使过亢；伍黄连、黄柏，酸苦涌泄以泄肝火；伍当归，可养肝血而滋肝体，以固厥阴之本。从清上温下的功用看，黄连、黄柏苦寒，清泄上攻之木火；附子、干姜、细辛、蜀椒辛开厥阴气机，疏通阳气而温下寒。寒温并行，清上温下，辛开苦降，相反相成。

【**临证验案**】乌梅丸是治疗胆道蛔虫的主要方剂。由于生活水平不断提高，目前胆道蛔虫病极为罕见，二十世纪六七十年代尚能见到该类患者。笔者在20世纪60年代跟师时曾遇到一例男性患者，55 岁，农民。某日突然发生上腹绞痛，阵发性发作，痛则不可忍，呕吐蛔虫数条，腹部胀痛拒按，口干舌燥，渴不欲饮，大便秘结，舌质淡、苔白，脉沉细。证属寒热错杂，下寒上热，蛔虫因寒上扰。治疗清上温下，安蛔止痛。方用乌梅丸化裁：乌梅 30g，细辛 5g，干姜 20g，黄连 10g，熟附子 10g，当归 12g，川椒 10g，桂枝 15g，人参 15g，黄柏 10g，大黄 10g（后下）。水煎 2 次，取汁混合，分 3 次服下，2 小时服药 1 次。服药 3 剂后，腹痛消失，排便多次，粪便中有蛔虫近百条。嘱病人少量进食，多温少寒，讲究卫生。

张仲景的乌梅丸治疗胆道蛔虫之所以有这样惊人的、独特的疗效，主要是他掌握了蛔虫的特性，即闻甘即起、闻苦即安、遇辣则头浮而下的规律，故在药物配伍中灵活地荟萃酸苦辛温于一方之中，以适用于蛔虫引起的寒热错杂、阴阳胜负的证候。

38. 白头翁汤治疗急性痢疾案

【方证条言】热利下重者，白头翁汤主之。（第 371 条）

【辨证要点】下利便脓血，里急后重，小腹急迫，肛门灼热，小便短赤，发热口渴，舌红苔黄，脉滑数。证属湿热下迫，秽浊壅滞。

【药用】白头翁 6g，黄柏 9g，黄连 9g，秦皮 9g。上 4 味，加水 1400mL，煮取 400mL，去渣，日服 3 次。

【方解】本方以白头翁为主药，味苦性寒，能凉肝舒肝，尤善清下焦湿热，是治疗湿热与毒热下利的要药；黄柏、黄连苦寒，清热燥湿，坚阴厚胃肠；秦皮苦寒，能清肝胆及大肠湿热，又可凉血坚阴止利。四药合用，共成清热燥湿、凉肝解毒之剂，对湿热、毒热下注之下利有很好的疗效。

【临证验案】白头翁汤是中医治疗热性痢疾疗效较好的一首方剂，特别是对湿热下利即细菌性痢疾效果尤为显著。如曾治疗患者郭某，男，45岁，2005年6月5日就诊。主诉腹痛，泻下急迫，脓血便，日十余次，伴有发热，口干舌燥，小便短赤，肛门灼热疼痛，查舌质红，苔黄厚而燥，脉数。证属湿热下迫，秽浊壅滞。治宜清利湿热，化浊通滞。方用白头翁汤：白头翁15g，黄柏9g，黄连9g，秦皮9g。每日1剂，水煎，分4次服，2小时服用1次。服药3剂后，发热、腹痛减轻，排便次数及脓血减少，但排便时仍有急迫感，粪便中黏液增多，肛门烧灼稍减，又予上方3剂继服，每日1剂，水煎分2次温服。三诊时发热、口干舌燥、腹痛、肛门烧灼感消失，大便日一行，便稀，小便清长，食欲增加。停药观察，嘱患者饮食清淡易消化，少吃辛辣油腻食物。

白头翁汤方药仅4味，均为骨干，善走肠道，寒以泄热，迅速降低肠道中的温热性，以减慢肠道的转化，使下利脓血、肛灼等症消失。阳的发散性减弱，则整体性的发热、口渴得以缓解。苦能燥湿，用以降低湿邪秽浊的黏滞性，以除肠中的壅滞，使气机畅利，腹痛、里急后重诸症可除。

39. 四逆散治疗胁腹胀痛伴手脚发凉案

【方证条言】少阴病，四逆，其人或咳，或悸，或小便不利，或腹中痛，或泄利下重者，四逆散主之。（第318条）

【辨证要点】手足不温，胸肋满闷疼痛，或腹中痛，或泄利下重，或咳嗽，或心悸，脉弦。证属阳郁不伸，气机不舒。

【药用】炙甘草、枳实、柴胡、芍药，上4味各30g，捣碎，白饮和服6g，日3次。咳嗽者，加五味子、干姜各15g，并主下利；心悸者，加桂枝 15g；小便不利者，加茯苓 15g；腹中痛者，加附子 9g；泄利下重者，加薤白。

【方解】方中柴胡疏肝解郁，枳实行气散结，芍药和营而调肝脾，甘草缓急和中。全方具有宣畅气机、透达郁阳的作用，能使肝气调达，郁阳得伸，肝脾调和而肢厥自愈，腹痛泻利下重遂止。

【临证验案】四逆散为疏肝理气之要方，有四逆一症而得名，然此四逆，绝非寒厥、热厥，乃阳气郁于里，不能通达四肢，即所谓气郁至厥，其余各症均为气机不舒所引起，古今不少注家均认为，本汤应以腹症为主要症状，而其他各症均为副症。笔者在临床治疗中曾遇到一例。孙某，女，45 岁，于 2015 年 6 月 7 日就诊。症见胸胁苦满，腹部胀痛，大便不畅，四肢不温，情绪激动，舌质红、苔白，脉稍弦。证属阳郁不伸，气机不畅。治宜升阳解郁，散积化滞。方用四逆散化裁：柴胡 15g，白芍 15g，枳实 15g，炙甘草 10g。每日 1 剂，水煎，分两次温服。服药 5 剂后，自觉胸胁苦满减轻，腹痛消失，大便通畅，四肢温暖，情绪较前改善，前方又予 3 剂。三天后来诊告知已痊愈，嘱其生活调理。

本方药虽仅四味，却直对病机，柴胡苦平，升阳解郁，枳实微苦，散积通滞，宽胸下气，二药皆在提高阳气的升散性；白芍、甘草酸甘和阴，以节制其升散疏利太过，是以阴调阳之意，为宣疏郁滞、平正通达之剂。

仲景以“四逆”命名的方剂有四逆散、四逆汤与当归四逆汤，三方均治四肢厥逆证，但病机用药却各不相同。四逆散证是因外邪传经入里化热，阳气内郁而不达四末所致，故其冷不甚，或指头微温，按之稍久则有温感，又见身热、脉弦等；四逆汤证是因阴寒内盛，阳气衰微，无力温煦四末所致，故其厥逆严重，冷过肘膝，并伴有神疲欲寐、腹痛下利、脉微欲绝等；当归四逆汤证是因血虚受寒，寒凝经脉，阳气不达四肢末端，血行不畅所致，因其寒邪在经不在脏，故厥逆较轻，仅在腕、踝，并伴肢体疼痛等症状。

《金匮要略》临证验案三十五则

1. 鳖甲煎丸治疗脾亢案

【方证条言】病疟，以月一日发，当以十五日愈，设不瘥，当月尽解，如其不瘥，当云何？师曰：此结为癥瘕，名曰疟母，急治之，宜鳖甲煎丸。（《疟病脉证并治》）

【辨证要点】疟疾久治不愈，血瘀痰结凝聚于胁下，形成疟母。

【药用】鳖甲 36g，乌扇 9g，黄芩 9g，柴胡 18g，鼠妇 9g，干姜 9g，大黄 9g，芍药 15g，桂枝 9g，葶苈子 3g，石韦 9g，厚朴 9g，牡丹皮 15g，瞿麦 6g，紫葳 9g，半夏 3g，人参 3g，䗪虫 15g，阿胶 9g，蜂窝 12g，赤硝 36g，蜣螂 18g，桃仁 6g。

【方解】方中鳖甲入肝，软坚散结，消癥化瘀；佐以射干、桃仁、牡丹皮、赤芍、紫葳、赤硝、大黄活血祛瘀通滞；再加鼠妇、䗪虫、蜂房、蜣螂化瘀消坚，杀虫治疟，效果更佳；石韦、瞿麦、葶苈子通利水道；柴胡、半夏、黄芩、厚朴、生姜、桂枝入少阳，疏通少阳气机，调寒热；大枣、阿胶补益气血。诸药合用，除痰消癥，行气化瘀，寒热并用，攻补兼施，以攻为主，实为治疗疟母之主方。

【临证验案】鳖甲煎丸是针对疟疾久治不愈发生脾积成疟母之症，现在该类患者较为少见，疟疾也并非疑难病症，根据本方主治功能，凡属正虚邪久不除，引起癥瘕积聚，都可使用。笔者回忆 20 世纪 60 年代在跟师查房时遇到一例脾机能亢进的患者，为中年男性，因长期寒热往来，胸腹胀满，胁下坚硬，伴见口鼻出血，治疗半月余未见明显改善，邀请中医会诊。刻诊见患者精神萎靡，面色晦暗，心烦焦躁，两胁下痞满胀痛，大便干结，舌质紫黯，苔黄厚，脉涩稍弦。证属少阳热久伤阴，燥热积聚，血瘀痰结凝聚胁下。治宜和解少阳，滋阴清热，化瘀散结。方用鳖甲煎丸加减：柴胡 15g，黄芩 15g，西洋参 15g，半夏 9g，白芍 15g，桂枝 9g，枳实 15g，厚朴 15g，大黄 9g（后下），玄明粉 15g（冲服），牡丹皮 15g，桃仁 15g，鳖甲 30g（先煎），赤芍 15g，水蛭 9g，䗪虫 15g，茜草 9g，生姜 3 片，大枣 5 枚。每日 1 剂，水煎 2 次，取汁混合，分 3 次温服。服药 5 剂后，再诊患者精神好转，胸胁胀痛稍减，牙龈出血减轻，食欲增加，大便通畅，仍稍有恶寒，体温在 38℃左右，服药有效，效不更方，前方减大黄、玄明粉量，又予 10 剂。三诊时患者寒热往来、口鼻出血消失，仍有胁下胀满隐痛不舒，西医检查脾脏增大较前减少，已能下床活动。要求出院，故又给予上方 30 剂，带药回家自行调治。1 个月后家人来述，患者除有时胁下胀痛外，基本恢复正常体力活动。

鳖甲煎丸是由小柴胡汤、桂枝汤、大承气汤三方加用活血化痰之品化裁组成，具有气血并调、寒热并用、痰瘀并治、攻补兼施之特点，因而具有理气化痰、破瘀消痞、扶正祛邪之功，凡属正虚邪久不除者均可选用，如慢性肝炎、肝硬化、肝癌及血吸虫病引起的肝脾大，妇科、外科等常见的癥瘕积聚也可选用。

2. 乌头汤治疗寒湿痹痛案

【方证条言】病历节不可屈伸，疼痛，乌头汤主之。(《中风历节病脉证并治》)

【辨证要点】四肢关节屈伸不利、疼痛。证属寒湿历节。

【药用】麻黄10g，芍药20g，黄芪30g，炙甘草10g，川乌10g。上5味，加水1500mL，煮取500mL，去渣，纳蜜汁，再煎，温服。

【方解】本方以麻黄祛风发汗宣痹；乌头温经散寒止痛；芍药、炙甘草缓急止痛，利关节屈伸；黄芪固表除湿，与散寒祛湿药同用，有扶正祛邪之作用。诸药合用，为温经散寒、除湿止痛之良剂。凡寒湿凝滞、脉络闭塞之痹症，诸痛脚气之病，皆可治疗。

【临证验案】乌头汤主治寒湿历节之症，寒湿久着关节，经脉痹阻不通，气血运行不畅，以关节剧痛、屈伸不利为特点。如曾接诊一例患者戚某，男，45岁，于1993年12月5日就诊。自述三天前因在水中作业近5小时，出水后双膝、踝关节肿胀疼痛较剧，活动失灵，全身寒战，口唇青紫，在家休息2天症状未见好转而来诊。刻诊见患者面色青紫，舌质紫黯，脉沉紧。证属气血亏损，寒湿阻络。治宜益气养血，散寒除湿，活络止痛。方用乌头汤加味：黄芪30g，白芍30g，制川乌15g（先煎），麻黄15g，桂枝10g，木瓜30g，白芥子30g，防己15g，甘草10g，生姜3片，大枣5枚。每日1剂，水煎，服用时加蜂蜜20g，分3次温服，药渣趁热外敷关节痛处。服药3剂后，关节疼痛减轻，肿胀略减，仍不能行走，前方加薏苡仁30g、细辛5g，取药5剂，内服外敷方法同前。5天后来诊，患者肿痛已消失，能下地行走，但仍感身体虚弱，嘱其避风寒，注意保暖，又予黄芪 50g、薏苡仁 30g、赤小豆 30g、生姜 15g，煎煮后，去黄芪，吃豆喝汤，连服月余而告愈。

本例为寒湿侵入关节之痹痛，寒湿之邪非乌头麻黄不能去，而病在关节，则又非如皮毛之邪可以汗解之，故用黄芪补托，既助乌头温经，又监麻黄之过散，因本证为急，其痛为剧，故以芍药甘草汤佐之，以活血通经、缓急止痛。白蜜甘缓，可解乌头之毒。再以木瓜、白芥子、防己走下，以助散寒利湿、通络止痛之效。后期黄芪、薏苡仁、赤小豆、生姜长期服用，扶正祛邪，利湿通络，以固疗效。

本方对类风湿性关节炎也有一定效果。曾于 1997 年 5 月 15 日接诊一位女性患者张某，45 岁。形体消瘦，行走困难，生活基本不能自理，四肢关节畸形，肿胀疼痛，遇寒则僵硬，平时极易感冒，食欲不振，舌质淡、苔白，脉沉紧而细。证属气虚血亏，寒邪内侵，凝聚骨节，经络闭塞。治疗益气活血，温经散寒，解凝开窍，通络止痛。方以乌头汤加味：黄芪 30g，人参 30g，当归 30g，白芍 30g，桂枝 15g，麻黄 15g，制川乌 15g（先煎），鹿衔草 30g，薏苡仁 30g，木瓜 30g，全蝎 9g，白花蛇 1 条（研末冲服），细辛 6g，甘草 9g。每日 1 剂，水煎，分 2～3 次温服。服药 10 剂后来诊，述关节疼痛减轻，稍能活动，仍有遇寒僵硬感，稍遇风寒容易感冒。予前方加苍术、白术各 30g，防风 15g，30 剂，连服月余。1 个月后复诊，感觉体力渐增，但仍有关节肿胀、僵硬感，疼痛明显减轻，能从事一般劳作，基本未再感冒。再诊时携带其子一同前来，其子时年 10 岁，来诊时因骨节疼痛号啕大哭，其母代述，患儿素体虚弱，遇风易感，近年来关节肿胀疼痛逐渐加重，活动不灵，遇寒僵硬。刻诊见患儿面黄肌瘦，四肢关节肿大畸形，皮肤暗淡无华，舌质淡、苔白，脉沉紧。依据舌脉辨证，证属气血亏虚，肝肾不足，寒凝气滞，络脉痹阻。治宜益气养血，温经散寒，通络止痛。方用乌头汤加味：黄芪20g，人参15g，当归15g，白芍15g，桂枝10g，麻黄10g，独活10g，羌活10g，制川乌10g（先煎），薏苡仁20g，木瓜20g，全蝎10g，细辛3g，甘草10g。取药10剂，嘱每日1剂，水煎，分3次温服。40天后再次来诊，家人告知，服药10剂后，症状均有改善，但孩童嫌药苦难咽而拒绝服药，1个月后病痛再次加重，诊见患儿全身抽搐，关节强直，屈伸不利，疼痛难忍不能活动，面色晦暗，口唇青紫，舌淡、苔白，脉沉紧。在前方的基础上，加白花蛇半条，研末，用中药汤汁冲服，日服1剂。又10天后来诊，患儿精神好转，关节疼痛略有改善，面唇青紫消失，食欲增加，舌淡、苔白，脉仍沉紧。前方又予10剂，依上法服用。家人担心停药复发，上方又连续服用20余剂，病情基本稳定，但仍不耐寒冷，每遇阴雨天则关节疼痛发作，上方白花蛇易乌梢蛇，每3天服用1剂，间断服用中药3年余。后来家人担心外人知道患儿患病对其造成影响，举家迁至厦门生活，因环境气候的改变，加之前期服药治疗，患儿体质明显改善。患儿虽居厦门，仍经常电话联络，并得知已结婚生子，能从事一般体力劳作，身体基本恢复健康。

类风湿性关节炎是一种以关节滑膜炎为特征的慢性全身性免疫性疾病，主要病因是自身免疫功能低下，中医依据其发病特点，又有顽痹、着痹、白虎历节、鹤膝风之称，临床多表现为关节僵硬、肿胀，活动受限，遇寒加重，疼痛剧烈，久之畸形，屈伸不利。病因为肝脾肾三脏受损，风寒湿邪乘虚侵袭经脉，气血遏阻，壅塞经脉，深入骨骱，痰瘀凝阻，胶着不解，而成顽疾。这种病非乌头汤加人参固正，全蝎、白花蛇解痉止痛不可，本例足以说明乌头汤加减治疗顽痹的可行性。

3. 黄芪桂枝五物汤治疗失血性休克案

【方证条言】血痹阴阳俱微，寸口关上微，尺中小紧，外证身体不仁，如风痹状，黄芪桂枝五物汤主之。(《血痹虚劳病脉证治》)

【辨证要点】体虚之人，症见肢体局部麻木不仁或轻微疼痛。证属气血不足，感受风邪，血行阻滞。

【药用】黄芪 9g，芍药 9g，桂枝 9g，生姜 18g，大枣 12 枚。

【方解】本方即桂枝汤去甘草，倍生姜，加黄芪组成。方中黄芪为君，补益在表之卫气，充肌肤，温分肉，桂枝解肌祛风，通阳；黄芪、桂枝同用固表而不留邪，补中有通，鼓舞正气祛邪气；佐以芍药敛阴和营兼除血痹，使营阴充足，血脉通行，是治风先治血之意；生姜、大枣调和营卫，重用生姜辛温散寒，能助芪、桂振奋卫阳，辛散表邪。诸药合用，共奏补益气血、温通卫阳、散寒除痹之功效。

【临证验案】黄芪桂枝五物汤是治疗素体营卫不足，外受风邪所致血痹的常用方，在临床中，证属气虚血滞，营卫不和者，皆可选用。笔者回忆在 20 世纪 60 年代跟师查房时遇到的一例患者，为妇科住院患者，45 岁，农民，因难产引起大量出血，经采用输血、止血及各种物理降温治疗手段，出血虽止，但出现昏睡不醒，面色㿠白，肢体寒凉，麻木不仁，唇淡干裂。邀请中医会诊，脉沉细欲绝，根细弱，老师认为该患者为产后严重失血现象，建议继续输血补充血容量，中医则诊为血痹，属阴血亏虚，气随血脱，寒湿外侵（物理降温所致），阳气受损，营卫不和，痹阻肌肤。治宜补卫和营，营卫和，则气血通。方用黄芪桂枝五物汤加味：黄芪 30g，桂枝 15g，白芍 15g，人参 30g，当归 30g，阿胶 15g（烊化），大枣 6 枚，生姜 3 片。每日 1 剂，水煎，分 5 次服，每间隔 2 小时服用 1 次。服药 3 剂后，患者神识清晰，面色微华，肢体渐温，稍有饮食欲望，但仍觉身体麻木不仁，考虑寒湿未除，以前方加炮姜 30g，川芎 15g，炒薏苡仁 30g，细辛 5g，连须葱头 5 个。水煎，分三次温服，以增祛湿活络通痹之功。连服 5 剂，加之输血等治疗，患者基本痊愈，出院回家调养。

黄芪桂枝五物汤主治血痹之证。血痹乃由阳气不足，营卫不和，复感风邪，致营血运行不畅，痹阻于肌肤所致。该患者因产后大量失血，导致气血亏虚，用物理降温的方法，使寒湿之邪外侵，致使机体营卫失和，运行不畅，而出现肢体发凉、肌肤麻木不仁等血痹症状。因患者失血在前，故在前方的基础上加用补益气血之人参、当归、阿胶扶助正气，用炮姜、川芎、细辛、炒薏苡仁、葱头等增加祛湿活络、温经通痹之效。

4. 黄芪建中汤治疗老年虚寒便稀案

【方证条言】虚劳里急，诸不足，黄芪建中汤主之。（《血痹虚劳病脉证并治》）

【辨证要点】虚劳之人见有腹胀肠鸣、腹中隐痛。证属虚寒里急。

【药用】黄芪 4.5g，桂枝 9g，炙甘草 6g，大枣 12 枚，芍药 12g，生姜 6g，胶饴 30g。上 7 味，以水 2000mL，煮取 600mL，去渣，纳胶饴，微火消解，温服 200mL，日 3 次。若气短胸满者，加生姜；腹满者，去枣，加茯苓 4.5g，并疗肺虚损不足；补气加半夏 9g，健胃降逆，使其正气得补。

【方解】 本方以小建中汤加黄芪而成。小建中健中气、调脾胃、化生气血，加入黄芪，益气作用增强，使气血互生，阴阳相长。《黄帝内经》有"劳者温之，急则缓之以甘"之说，所以仲景用小建中汤加甘温的黄芪补气缓急，使其迅速获效，具有补虚缓中的作用。

【临证验案】 黄芪建中汤是治疗虚劳里急，引起腹痛腹胀、小腹拘急、大便不畅的常用方剂。如曾在 2018 年 10 月 5 日接诊一例老年患者，陈某，84 岁。自述全身无力，心慌气短，肢体浮肿，手脚欠温，饮食无味，小腹急痛，痛则欲便，排出不畅，舌质淡、苔白，脉沉缓。证属脾胃虚寒、阳不化湿之虚劳里急证。治宜健脾温肾，益气化湿。方用黄芪建中汤加味：黄芪 30g，桂枝 15g，白芍 15g，人参 15g，茯苓 15g，猪苓 15g，白术 15g，泽泻 15g，乌药 15g，炙甘草 10g，生姜 3 片，大枣 10 枚，饴糖 30g。每日 1 剂，水煎，分 3 次温服。服用 5 剂后，自觉体力渐增，腹痛腹急缓解，大便通畅，浮肿稍消，仍有心慌乏力，效不更方，前方继服。又服药 10 剂后，家人代述，患者自觉体力恢复，症状缓解，食欲增加，大便通畅，但有时仍感乏力，因考虑患者年事已高，脏腑亏虚，脾胃受损，气血不足，又予益气养阴之品调理，处方：黄芪 30g，人参 15g，麦冬 15g，炙甘草 10g。取药 20 剂，水煎频频饮服。

本证是阴阳气血俱不足之虚劳，加之脾肾阳虚俱重，运化功能失调，故用黄芪建中汤加人参及五苓散益气壮阳，健脾化湿，使气盛湿化，无力水肿缓解，脾肾阳虚自复，恢复机体的调节功能而使病愈。

5. 肾气丸治疗慢性肾病案

【**方证条言**】虚劳腰痛，少腹拘急，小便不利者，八味肾气丸主之。(《血痹虚劳病脉证并治》)

【**辨证要点**】虚劳病人出现腰部疼痛，少腹拘急，小便不利。证属肾阳虚弱。

【**药用**】熟地黄24g，山药、山茱萸各12g，泽泻、牡丹皮、茯苓各9g，桂枝、附子各3g。上8味，炼蜜为丸如梧子大，酒下15丸，加至25丸，日再服。

【**方解**】方以熟地黄为君，滋阴补肾，益髓填精；山茱萸补肝，涩精气；山药健脾，益肾精；附子、桂枝温肾助阳，鼓舞肾气，与地黄相伍，则阴得阳生，阳得阴化，阴阳相济，生化无穷；茯苓健脾益肾；泽泻、牡丹皮降相火，茯苓与泽泻亦可渗湿利尿。诸药合用，有补有泻，有开有合，补阴之虚，可以生气，助阳之弱，可以化水。本方配伍特点有二：一是少量温阳补火药与大队滋阴益精药为伍，旨在阴中求阳，少火生气；二是以补为主，佐用通散渗利，寓泻于补，使补而不滞。

【**临证验案**】肾气丸是专治肾阳不足之疾病常用方剂。笔者曾于1998年9月接诊一女性患者，自述1995年5月确诊为慢性肾盂肾炎，住院治疗半年余痊愈出院。近期复现全身乏力，浮肿，头晕，腰膝酸软，食欲减退，小腹拘急，小便不利，尿急短少、色黄，刻诊见舌体胖有齿痕，舌质红、苔白厚，脉细数，血压正常。尿常规检查：尿蛋白（+++），隐血（+++），白细胞（+++）。证属脾肾阳虚，湿郁不化。治宜温肾健脾，通阳化湿。方用肾气丸加味：熟地黄30g，山药15g，山萸肉15g，茯苓30g，泽泻30g，牡丹皮15g，炮附子10g（先煎），桂枝15g，猪苓15g，白术30g，鹿衔草30g，生姜

10g。每日 1 剂，水煎，分 3 次温服。服药 10 剂后来诊，自觉体力渐增，浮肿、腹痛基本消失，腰膝酸软减轻，小便通畅，尿清长，舌质红、苔白滑，尿常规检查：尿蛋白（＋），隐血（±），又予上方 10 剂，水煎服。三诊述病情基本稳定，唯不耐劳，嘱其注意自身清洁，少食厚味，低盐低脂饮食，适当运动以增强体质，防止病情复发。

《黄帝内经》云："诸湿肿满，皆属于脾。"本例患者体重浮肿，腹胀食减，舌胖苔白，为脾虚之证，然土衰必补其母，非命火不能生脾土，其肾为胃关，关门不利则聚水，必得桂附之阳熏蒸胃气，所谓膀胱气化则能出也。舌质红不仅示命门火衰，且表明肾阴已受损，取肾气丸加五苓散，滋阴和阳，以助气化，病乃愈。

6. 酸枣仁汤治疗阴虚失眠案

【方证条言】虚劳虚烦不得眠，酸枣仁汤主之。（《血痹虚劳病脉证并治》）

【辨证要点】心中郁郁而烦，虽能安卧但不能熟寐。证属气血虚少，肝阴亏虚，虚热扰神，心神不宁。

【药用】酸枣仁 30g，甘草 3g，知母 6g，茯苓 6g，川芎 3g。上 5 味，以水 1600mL，煮酸枣仁，得 1200mL，纳诸药，煮取 600mL，去渣，温服 200mL，日 3 次。

【方解】方中重用酸枣仁，甘酸平，入心肝经，养血补肝，宁心安神，为君药；茯苓宁心安神，知母滋阴清热，共为臣药；佐以川芎之辛散，调肝血而疏肝气。酸枣仁与川芎相伍，酸收辛散并用，补血行血共存，相辅相成，具有养血调肝之功；甘草和中缓急，为使药。诸药相配，补中兼清，补中有行，酸收为主，辛散为辅，共奏养血安神、清热除烦之效。

【**临证验案**】酸枣仁汤主要用于治疗阴虚失眠，其辨证的关键在于"虚烦不眠症"。究其病因，乃阴虚内热所生之烦，而非实热证，病机在于"津液去多，五内枯燥，或荣血不足，阳盛阴微"。如曾于 2015 年 9 月 6 日接诊一中年女性患者，何某，48 岁，自述失眠多梦，头晕目眩，食欲不振。查见形体消瘦，神清不佳，心情不畅，心烦意乱，舌质红、苔白，脉弦细。辨证为禀赋素亏，营血不足，血虚无以养肝，心虚神不内守。治宜养肝血，调肝气，补心神。方用酸枣仁汤加减：酸枣仁 30g，川芎 15g，茯苓 15g，九节菖蒲 30g，牡丹皮 15g，炒栀子 10g，百合 30g，牡蛎 30g（先煎），当归 15g，白芍 15g，知母 10g，甘草 10g，莲子心 10g。每日 1 剂，水煎，分 2 次温服。服药 10 剂后，自觉头晕目眩、心烦意乱减轻，心神稍安定，入睡较前改善，多梦减少，食欲增加，病情大有好转，以前方再服 10 剂。10 天后再诊，除消瘦不耐劳外，所有不适均已改善，嘱患者常食甘麦大枣汤，并以西洋参煎煮后代茶常饮自调。

此症是禀赋阴虚，肝血不足，心失所养，为母病及子之候，故用酸枣仁汤养肝血，宁心神；辅以九节菖蒲宁心开窍，炒栀子、牡丹皮清心除烦，百合补五脏之虚，牡蛎敛心神，莲子心清心安神，当归、白芍养肝血。诸药合用，养肝血，宁心神，清虚烦，使血足神安而病除。

7. 大黄䗪虫丸治疗肝硬化案

【**方证条言**】五劳虚极，羸瘦，腹满不能饮食，食伤、忧伤、饮伤、房室伤、饥伤、劳伤，经络荣卫气伤，内有干血，肌肤甲错，两目黯黑。缓中补虚，大黄䗪虫丸主之。（《血痹虚劳病脉证并治》）

【辨证要点】虚劳之人肌肉消瘦，腹部胀满，不能饮食，皮肤干燥如鱼鳞状，两目黯黑。证属虚劳夹有瘀血兼症。

【药用】熟大黄3g，黄芩6g，甘草9g，桃仁15g，杏仁15g，芍药12g，地黄30g，干漆3g，虻虫15g，水蛭15g，蛴螬15g，䗪虫7.5g。上12味，末之，炼蜜为丸小豆大，酒饮服5丸，日3服。

【方解】方中大黄苦寒，攻下逐瘀，凉血清热；䗪虫咸寒，破血逐瘀，共为君药；水蛭、虻虫、蛴螬、干漆、桃仁均为破瘀消癥之品，以助君药活血通络，攻逐久积之瘀血，共为臣药；黄芩配大黄以清瘀热，杏仁宣降利气，气行则血行，配桃仁又可润燥结；地黄、芍药养血滋阴，以补亏损之阴血，俱为佐药；甘草和中补虚，以防破血过猛而伤正气；酒服以行药势，加强活血行瘀之功，为使药。诸药相合，消中有补，寓补于消，可收破血不伤正之功。以丸药缓治，使瘀去新生，气血渐复，即缓中补虚也。

【临证验案】大黄䗪虫丸可用于治疗各种肝病引起的肝硬化。肝硬化也有称之为肝血痨，属于虚劳夹瘀血的典型证候，为虚中有实，实中有虚，虚弱与瘀血并重之证。如在1980年10月接诊一男性患者杨某，52岁。有慢性肝病家族史，近期感觉全身乏力，食欲减退，恶心欲吐，胸腹胀痛，皮肤发黄，面色晦暗，精神不振，大便干结，小便黄赤，舌质红绛、苔黄厚，脉弦涩。腹部触诊，肝脾大，压痛明显。肝功能检查示黄疸指数、转氨酶均明显增高。西医诊断为黄疸型肝炎、肝脾大，患者拒绝住院治疗，转中医求治。依据舌脉辨证，中医诊断为肝脾郁结，湿热壅阻之黄疸。治宜益气活血，清利湿热。方用大黄䗪虫丸化裁，药用：黄芪30g，白术30g，党参30g，鸡内金30g，茵陈60g，青蒿30g，赤芍30g，五味子30g，柴胡15g，黄芩15g，大黄10g（后下），醋鳖甲30g，穿山甲10g，䗪虫10g，水蛭10g，干漆10g，桃仁30g，牡丹皮15g，甘草10g。组方旨在益气祛热，利湿退黄，化瘀通络。每日1剂，水煎，分3次温服。连服10剂后来诊，诉服药后大便日排数次，粪质稀黄量多，小便清长，食欲稍增，皮肤黄染、瘙痒减轻，仍有胸胁胀满，以上方加厚朴15g，枳实15g，又取药10剂，依上法服用。再诊时自述体力稍增，黄疸、胸腹胀满减轻，食欲改善，大便细软，日数行，腹部触之肿块较前变软，但仍时有腹痛，舌质红润、苔白，脉缓。复查肝功能，黄疸指数、转氨酶均较前改善，故以前方减茵陈30g，去干漆，又取药10剂。上方连服30剂后，自觉症状基本消失，食欲增加，但不耐劳，劳则胁肋胀痛加重，复查肝功能，黄疸指数正常，转氨酶略有升高。予上方10剂，嘱间隔2天服用1剂。1个月后来诊，患者身体基本恢复正常，能从事一般体力劳动，但仍不耐劳，劳则胁肋胀痛不舒，因病程日久，积聚难散，故调整处方，以散剂长期服用维持治疗：黄芪30g，白术30g，党参30g，鸡内金30g，赤芍30g，醋鳖甲30g，炮山甲5g，䗪虫15g，水蛭15g，大黄5g，三棱15g，莪术15g。取药10剂，研末，装胶囊内，每次8粒，日3次。该患者服用上方30余年，多次超声检查提示慢性肝病、肝硬化，但生活质量基本正常，并坚持从事一般劳作。

　　本病是肝郁日久，影响及脾，肝脾郁结，久则引起湿瘀化热，湿热熏蒸而出现黄疸，胸腹胀痛，恶心欲吐不欲食，故益气以扶正，活血化瘀，清热利湿，使正盛、瘀去、湿除而病有好转。

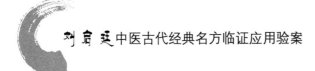

8. 射干麻黄汤治疗寒湿哮喘案

【方证条言】咳而上气，喉中水鸡声，射干麻黄汤主之。（《肺痿肺痈咳嗽上气病脉证治》）

【辨证要点】咳嗽，胸中气上逆，喉中痰鸣漉漉。证属寒痰阻碍气机。

【药用】射干9g，麻黄12g，生姜12g，细辛9g，紫菀9g，款冬花9g，五味子15g，大枣7枚，半夏15g。

【方解】方中射干开痰降逆，麻黄宣肺平喘，共为主药；生姜、细辛温散，祛邪降逆；半夏、紫菀、款冬花温肺化饮止咳；五味子敛肺，以防细辛、麻黄、生姜等辛散太过而伤肺气；大枣安中，与生姜同用能和胃气，均为佐使，全方具有祛寒化饮、温肺降逆之功。

【临证验案】射干麻黄汤可治疗慢性寒饮郁肺之咳喘病，常见于哮喘急性发作的患者。如在2015年11月8日接诊一患者，许某，女，54岁。有慢性支气管炎史多年，平时痰多，动则咳喘，3天前因劳作时遭受雨淋，到家后咳喘加重，喉中痰鸣，痰涎较多，不易咯出，伴有身体微热，舌质红、苔白滑，脉沉紧。证属痰饮壅肺，气机受阻。治宜温肺化痰。方用射干麻黄汤治疗：射干10g，麻黄12g，紫菀10g，款冬花10g，细辛5g，五味子15g，半夏15g，生姜3片，大枣7枚。每日1剂，水煎，分2次温服。服药3剂后，咳喘减轻，痰涎明显减少，痰易咯出，呼吸畅通，食欲增加，舌质红、苔白，脉沉缓。予上方再服5剂。5天后来诊，自觉喉中痰涎清稀明显减少，但仍有气短乏力，动则气促，口微干。予上方加西洋参15g，黄芪30g，沙参15g，麦冬15g。10剂，依上法服用。并嘱其配合调整饮食结构，低脂低盐饮食，适当运动锻炼以增强体质。

此例患者为旧有宿疾，突受风寒，表邪郁闭，痰郁阻肺，寒饮壅盛，故治宜射干麻黄汤宣肺平喘，温肺化饮，使热退、喘轻、痰少而病退，后期加入益气养肺、固正祛邪之品，以防病情复发。

9. 小青龙加石膏汤治疗慢性支气管炎急性发作案

【方证条言】肺胀，咳而上气，烦躁而喘，心下有水气，小青龙加石膏汤主之。（《肺痿肺痈咳嗽上气病脉证治》）

【辨证要点】咳嗽气逆，烦躁，呼吸急促，脉浮。证属外寒水饮内郁咳嗽。

【药用】麻黄、芍药、桂枝、细辛、甘草、干姜各 9g，五味子、半夏各 15g，石膏 6g。上 9 味，加水 1600mL，先煮麻黄，去上沫，纳诸药，煮取 600mL，强人服 200mL，羸者减半，日 3 服。小儿服 80mL。

【方解】方中麻黄、桂枝、细辛相配伍，辛温散寒解表，其中麻黄宣畅肺气，桂枝温阳化饮；细辛与干姜、半夏为伍，化饮降逆；石膏清泄郁热；全方药性偏于温散，难免有耗散肺气、温燥营阴之弊，故佐以五味子收敛肺气，芍药和其营阴，甘草调和诸药。

【临证验案】本方多用于治疗素有咳喘，复加风寒外感，引起痰湿化热，即现代医学的慢性支气管炎急性发作。如曾在 2018 年 8 月 12 日接诊一中年患者，素有慢性支气管炎病史，因夜间使用空调而旧病复发，出现咳喘加重，呼吸气促，烦躁发热，痰涎清稀咯吐不尽，舌质淡红、苔白，脉浮紧。证属外寒束肺，入里化热，痰饮壅肺。治宜散寒解表，宣肺平喘，温阳化饮。方用小青龙加石膏汤：麻黄 10g，白芍 10g，桂枝

10g，干姜 10g，细辛 5g，五味子 15g，半夏 15g，石膏 15g，甘草 10g。每日 1 剂。水煎，分 3 次温服。服药 5 剂后，咳喘减轻，痰涎减少，热退烦除，食欲稍增，前方又予 5 剂。5 天后复诊，咳喘、咯痰轻微，但仍有身热不适感，因患者素有宿疾，予上方加黄芪 30g，西洋参 15g，麦冬 15g。服药 10 剂后再诊，咳喘基本消失，体力恢复，能从事一般劳作。

此例旧有宿疾，肺郁脾湿，复感外寒，风寒束肺，郁热在里，为外寒内饮，并有化热之像，故先用散寒宣肺、清热化饮之小青龙加石膏汤治疗，后期加入益气养阴之品，以健脾益肺除旧疾。

10.葶苈大枣泻肺汤治疗胸腔积液案

【方证条言】肺痈，喘不得卧，葶苈大枣泻肺汤主之。（《肺痿肺痈咳嗽上气病脉证治》）

【辨证要点】肺痈，呼吸急促，不能安卧，咳嗽吐脓痰。证属浊气壅阻。

【药用】葶苈子 30g，大枣 12 枚。上 2 味，加水 600mL，煮枣取 400mL，纳葶苈，煮取 200mL。

【方解】方中葶苈子辛苦而寒，辛开苦降，消痰逐邪，开泄肺气，使痰浊得驱，肺气能宣能降，则喘息得平。因其性峻力猛，恐伤正气，故佐以大枣缓和药性，安中护正，以使邪去而正不伤。

【临证验案】葶苈大枣泻肺汤以其具有降气利水的作用，可治疗各种原因引起的胸腔积液、心包积液、肺脓疡等疾病。如曾在 2018 年 10 月接诊一住院患者，丁某，男，65 岁。因长期咳喘、胸痛、咯血，在当地医院确诊为肺癌晚期，不宜手术，进行化疗治疗三个疗程后，咳喘、咯血减轻，而胸胀胸痛加重，不能平卧，卧则呼吸困难，身有微热，胸部 CT 示大量胸腔积液，经多次穿刺引流胸腔积液，症状未见改善，邀请中医会诊。查见患者形体消瘦，面色晦暗，呼吸急促，动辄气喘，舌淡、苔白厚，脉沉紧。依据舌脉症候，辨证为气虚湿浊不化，水湿内停。治宜益气化浊，开窍行水。方用葶苈大枣泻肺汤加味：葶苈子 30g，大枣 30g，黄芪 30g，西洋参 30g，桂枝 15g。每日 1 剂，水煎，分多次温服。服药 5 剂后，胸胁胀痛略有减轻，食欲增加，但仍觉憋喘严重，病情略有缓解，故又予前方 10 剂，依上法服用。10 天后复诊，病情基本稳定，稍有喘促，又行一次化疗治疗后，医生建议出院回家调养。考虑患者体虚痰阻，余毒未尽，脾胃不和，食欲低下，又予扶正祛邪以增强抵抗能力，配合清热解毒、化气行水、降逆祛痰等抗肿瘤药物，药用：炙黄芪 30g，西洋参 30g，麦冬 30g，炒白术 30g，薏苡仁 60g，芦根 30g，白花蛇舌草 30g，半枝莲 30g，夏枯草 30g，蜈蚣 10 条，蜂房 20g，茯苓 30g，猪苓 30g，泽泻 30g，桂枝 20g，桑白皮 30g，葶苈子 30g，大枣 30g，炙麻黄 15g，苦杏仁 15g，鹿角胶 20g，阿胶 20g，蜂蜜 20g。取药 10 剂，由本院中药制剂室熬制膏方，每次 15g，温水送服，日 2 次。患者以上方间断服用 5 料，并定期来院接受化疗治疗，1 年后再诊，病情基本稳定。

该患者因病程日久，瘤细胞侵蚀形成大量积液，虽行多次引流积水，症状未见改善。中医依据舌脉辨证，考虑为肺脾亏损，运化失调，正虚邪实，停水为饮，留驻胸腔。先期用葶苈大枣泻肺汤行气利水，加黄芪、西洋参、桂枝养阴益气、温阳化湿之品，祛除留驻之饮邪。后期予益气固本、排毒清瘀之法，以扶正祛邪，防止病情复发。

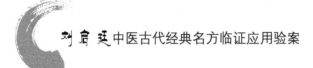

11. 茯苓桂枝甘草大枣汤治疗过汗后奔豚证案

【方证条言】发汗后，脐下悸者，欲作奔豚，茯苓桂枝甘草大枣汤主之。(《奔豚气病脉证并治》)

【辨证要点】发汗后，脐下感觉筑筑跳动。证属心气不足，而后肾乘之。

【药用】茯苓24g，甘草6g，大枣15枚，桂枝12g。上4味，以甘澜水2000mL，先煮茯苓，减200mL，纳诸药，煮取600mL，去渣，温服200mL，日3次。

【方解】本方重用茯苓以利水消饮，导滞走下；桂枝平冲降逆，得炙甘草还可通阳；大枣、甘草健脾培土，以制水饮。诸药合用，共奏利水通阳、平冲降逆之功。

【临证验案】奔豚证，顾名思义，其气从少腹上冲胸或咽，如小猪奔跑之状，令人痛苦不堪，多从惊恐而得。如曾在2018年12月15日接诊一患者，夏某，女，45岁。因风寒感冒，服用解热镇痛药物后出汗较多，突受惊吓，引起小腹气急窜动疼痛，上冲咽喉，伴见心慌气短，焦躁不安，倦乏无力，舌质淡红、苔白，脉细弱。辨证为汗后伤阴，心气不足，复受惊吓，气机上逆。治宜益气养阴，安神顺气。服用茯苓桂枝甘草大枣汤治疗：茯苓24g，桂枝12g，甘草6g，大枣15枚。每日1剂，水煎，分3次温服。服药3剂，症状消失，恢复健康。

本证系汗后复受惊恐，气逆惊心，心虚失养，故重用茯苓、大枣宁心安神，桂枝通阳化气，阴中求阳，大枣、甘草益气养阴。

12. 奔豚汤治疗惊吓后奔豚证案

【方证条言】奔豚气上冲胸，腹痛，往来寒热，奔豚汤主之。(《奔豚气病脉证并治》)

【辨证要点】寒热往来，自觉有气从小腹上冲，冲至咽喉，腹痛胀满，情绪低落，悲伤欲死状。证属肝肾气逆冲心。

【药用】甘草、川芎、当归各6g，半夏12g，黄芩6g，生葛根15g，芍药6g，生姜12g，甘李根白皮30g。上9味，以水4000mL，煮取1000mL，日3夜1服。

【方解】方中甘李根白皮味苦咸，性寒，具有清热、下气、解毒之功，《名医别录》谓其"大寒，主消渴，止心烦，逆奔气"，性寒能清热，逆奔气则寓下气之功；生姜、半夏擅长降逆，协助李根白皮下气降逆；黄芩苦寒以清热；葛根解痉，与黄芩为伍，可清肝热；当归、白芍、川芎养血调肝，以顾其本；白芍与甘草协同，能缓肝急，止腹痛。

【临证验案】奔豚汤可治疗因惊恐引起的小腹窜痛、气上攻心之症，多见于现代医学之神经官能症、癔病。如曾在1998年10月5日治疗一例因肝郁化热引起的奔豚证。葛某，女，65岁，主诉因发热，复受惊吓，引起小腹剧痛，有气流向上窜动，上冲咽喉，呼之不出，咽之不下，心绪烦乱，呼吸气促，寒热往来，舌质红、苔白，脉弦稍数。证属肝郁化热，气上冲逆。治宜疏肝清热，降逆止痛。方用奔豚汤化裁：当归15g，川芎12g，黄芩10g，半夏12g，白芍12g，葛根15g，川楝子6g，甘草10g，生姜3片。每日1剂，水煎，分四次（日三夜一）温服。服药3剂后，自觉热轻寒去，小腹仍有微痛，气逆上冲消失，呼吸平稳，病虽大减，恐有复发，上方又予3剂，依上法服用，告愈。

此病因外感发热，复受惊吓，少腹积气上窜，导致腹中疼痛，气上冲腹，此为肝郁之奔豚，故用奔豚汤有效，因本方李根白皮奇缺，用川楝子清肝热、下逆气，有同样效果。

13. 栝蒌薤白白酒汤治疗阳虚胸痹

【方证条言】胸痹之病，喘息咳唾，胸背痛，短气，寸口脉沉而迟，关上小紧数，栝蒌薤白白酒汤主之。(《胸痹心痛气短病脉证治》)

【辨证要点】胸闷气短，呼吸迫促，气不接续，咳嗽吐痰，胸背牵痛，脉沉细，舌淡苔白。证属胸阳不振。

【药用】全瓜蒌30g，薤白15g，白酒适量。上3味，同煮，取400mL，分温再服。

【方解】方中瓜蒌开胸通窍，荡涤痰浊，为君药；薤白辛温通阳，豁痰下气，以宣通上焦之阳；白酒温经通络，引药直达病所。

14. 栝蒌薤白半夏汤治疗痰瘀胸痹

【方证条言】胸痹不得卧，心痛彻背者，栝楼薤白半夏汤主之。(《胸痹心痛气短病脉证治》)

【辨证要点】胸闷气短不得卧，心痛彻背。证属痰饮壅盛。

【药用】瓜蒌30g，薤白9g，半夏15g，白酒适量。上四味，同煮，取800mL，温服200mL，日三次。

【方解】本病病机为胸阳不振，痰湿壅塞胸中。治法为通阳散结，豁痰下气，逐饮降逆。方中瓜蒌开胸涤痰，薤白疏滞散结，半夏逐饮降逆，祛痰开结，白酒温经通络。因本病病机较瓜蒌薤白白酒汤重，故于前方加半夏以加强豁痰降逆之力。

15. 枳实薤白桂枝汤治疗气结胸痹案

【方证条言】胸痹心中痞，留气结在胸，胸满，胁下逆抢心，枳实薤白桂枝汤主之。(《胸痹心痛气短病脉证治》)

【辨证要点】胸痹，心中迫气，气结在胸，胸满，胁下气逆上冲心胸。

【药用】枳实 9g，厚朴 12g，薤白 9g，桂枝 3g，瓜蒌 15g。上 5 味，以水 2000mL，先煮枳实、厚朴，取 1200mL，去渣，内诸药，煮数沸，分温 3 服。

【方解】本条胸痹有心下痞、胸满、胁下逆抢心等证候，痞气较重。胸痹是有形的痰水，故痛而不满。痞气是无形之气，故满而不痛。如果既痛又满，就是痰水与结气相兼。对有形之痰水，用瓜蒌、薤白豁痰开结；对无形之气，则用枳实、厚朴来消痞泄满降逆。用桂枝温通阳气，兼能振降逆气。诸药合用，祛邪即可安正，养阳即可逐阴。

以上三方为治疗胸痹的主要方剂，胸痹为胸阳不振，痰浊水饮上居胸位所致，其主要临床表现有胸闷、气短，或胸痛彻背，背痛彻心，或见心悸、喘咳，舌苔白腻，脉弦滑，或寸弱关强。寸弱为胸阳不振之象，关强为中焦有痰饮、阴寒内盛之征。故用栝蒌薤白白酒汤通阳散结，豁痰下气，可作为治疗胸痹的基础方。在临证时，若见痰涎壅盛，胸闭塞较甚者，在栝蒌薤白白酒汤的基础上加半夏，即为栝蒌薤白半夏汤，以逐其痰饮，降其逆气。也可将本方与苓桂术甘汤合用，以增逐痰饮之功，气滞者，加陈皮、枳实、香附；血瘀者，加丹参、降香、红花、赤芍、川芎、郁金等。若痰浊上乘，胸阳痹阻的同时，气滞现象较为明显，气滞较重，影响胃腑，旁及胁肋，故其证候特点是胸满，心下痞，胁下气逆冲胸，腹胀，大便不畅，舌苔厚腻，脉弦紧。治疗应在宽胸开结的同时，重用理气之品，如枳实、厚朴，以理气降气，除满消痞。

【临证验案】

案例一，陈某，男，51岁，医专教师，于2015年11月5日就诊。主诉：胸闷、气短，胸痛彻背，背痛彻心。经多方治疗无效，来院就诊。患者面浮体胖，呼吸气短，舌质淡、苔白腻，脉滑紧。证属胸阳不振，水湿内停。治以通阳化气，化痰逐饮。方用瓜蒌薤白白酒汤：瓜蒌30g，薤白15g，白酒适量。先煮前两味，煎好后趁热入白酒，温服。5剂后，患者诉服药后胸闷、气短明显减轻，胸背痛症状减轻，仍有呼吸气短，予上方加茯苓30g，桂枝15g，通阳化气利湿，继服5剂。5天后复诊，患者面浮减轻，自觉身轻，呼吸一如常人，嘱患者停药观察，注意饮食调节，可多食萝卜、生姜，行气化痰除湿，以防复发。

案例二，张某，男，56岁，于2015年5月6日就诊。主诉阵发性胸闷憋气、胸胁胀痛放射至背痛，每劳累受凉则加重。平时痰多，呼吸气短，查见患者形体虚胖，面色紫黯油光，口角流涎，舌体胖大，舌质淡、苔白腻，脉紧滑。证属胸阳不振，寒湿内遏，痰涎上泛。治宜温阳化湿，化痰消饮。方用瓜蒌薤白半夏汤：瓜蒌30g，薤白15g，半夏15g，白酒适量。先煎前三味，取汁，服用前加白酒适量，趁热温服。服药5剂后，自觉胸闷憋气、胸痛彻背减轻，仍有痰涎较多，治疗上方加茯苓30g，制南星15g，生姜3片。以利湿燥痰，取药5剂，依上法服用。5天后复诊，自述痰涎明显减少，仍稍有气促感，舌苔白腻，寒湿尚存，故予前方继服。又5天后复诊，喘促、胸痹、痰涎均明显改善，体力恢复，食欲增加，嘱患者停药生活调理，多运动，饮食清淡，多食生姜萝卜，健脾以化痰湿。

案例三，齐某，男，65 岁，于 2015 年 3 月 24 日就诊。主诉胸闷气短，胸胀憋气，自觉有气流从胁下上冲胸部刺痛不舒，伴见心烦意乱，焦躁不安，多次诊疗效不显。查见患者形体虚弱，面色晦暗，舌质紫黯有瘀斑点，脉滑而紧。证属胸阳不振，气滞血瘀。治宜温阳化气，行气活血。方用枳实薤白桂枝汤加味：枳实 15g，厚朴 12g，瓜蒌 15g，薤白 12g，桂枝 10g，丹参 30g，桃仁 15g，赤芍 15g，降香 15g，红花 15g。每日 1 剂，水煎，分四次温服。服药 5 剂后，自觉胸闷憋气稍有缓解，仍有胸背痛，活动后则心慌气短明显，以前方加檀香 15g，水煎服，日 1 剂。又 5 天后来诊，患者自觉胸中气畅，憋闷缓解，疼痛消失，能够从事一般劳作，舌质红、苔白，脉缓。嘱患者停药观察，要保持情绪稳定，饮食清淡，戒烟戒酒，适当运动，并以生姜、大枣代茶饮。

以上三例患者胸痹的形成均为寒湿内遏、胸阳不振，导致痰湿血瘀、络脉痹阻，引起胸痛彻背、心悸气短。故治疗以温阳化气，开胸化瘀，理气活血为大法。方选瓜蒌薤白白酒汤加味，以瓜蒌宽胸化痰，薤白温阳豁痰下气，白酒引药上行，又可活血祛瘀，加用桂枝通阳化气，茯苓化湿祛浊，枳实、厚朴宽胸下气，半夏化痰降浊，降香、檀香、丹参、桃仁、赤芍行气散瘀，活血通络止痛。

16. 厚朴七物汤治疗肠燥便秘案

【方证条言】病腹满，发热十日，脉浮而数，饮食如故，厚朴七物汤主之。(《腹满寒疝宿食病脉证治》)

【辨证要点】腹部胀满而痛，发热，脉浮数。证属表证未解，入里化热。

【药用】厚朴 15g，甘草 9g，大黄 9g，大枣 10 枚，枳实 15g，桂枝 6g，生姜 15g。上 7 味，以水 2000mL，煮取 600mL，温服 200mL，日 3 次。

【方解】方中用厚朴、枳实、大黄主攻里，行气除满，泻下实热；桂枝、生姜主解表，调和营卫；甘草、大枣内外并攻，安脏气，和药气。

【临证验案】厚朴七物汤可治疗表证未解，又兼见阳明腑实之证。如曾治疗王某，女，65 岁，于 2008 年 2 月 15 日就诊。因感受风寒，出现发热恶寒，头昏体倦，自服感冒药 2 天，感冒未愈，仍有发热恶寒、头身痛，又出现腹胀腹痛现象，大便干结不通。查见舌质红、苔薄白，脉浮紧。证属表邪未解，入里化热，伤津耗液，燥屎内结。治宜表里双解。方用厚朴七物汤治疗：厚朴 15g，大黄 10g，枳实 15g，桂枝 10g，甘草 10g，生姜 15g，大枣 7 枚。每日 1 剂，水煎，分 3 次温服。服药 2 剂后，发热退，身痛减，腹胀消失，排便多次，身体轻松，再服 2 剂后告愈。

本案为太阳病未解，外见发热恶寒、头身痛，治疗失误，当汗不汗，又见阳明腑实，腹胀腹痛，应用厚朴七物汤表里双解，热退便通。中病即止，不再多服。

17. 厚朴三物汤治疗气滞便秘案

【方证条言】痛而闭者，厚朴三物汤主之。(《腹满寒疝宿食病脉证治》)

【辨证要点】腹部胀痛，大便干结。证属里实气滞。

【药用】厚朴 24g，大黄 12g，枳实 15g。上 3 味，以水 2400mL，先煮 2 味，取 1000mL，纳大黄，煮取 600mL，温服 200mL，以利为度。

【方解】方以厚朴为君，重用厚朴、枳实以行气除满止痛，用大黄通便以畅通腑气。本方与小承气汤药味相同，但用量不同，主治也有差别。重用厚朴、枳实，在于重点行气。

【临证验案】厚朴三物汤是临床治疗里实气滞型腹痛便秘常用方剂。如曾治疗陈某，女，55岁，于2002年2月28日就诊。主诉腹部胀满疼痛，大便多日未解，在当地多家医院按气滞腹痛调理，症状未见缓解，患者极为痛苦。查见患者腹部膨隆，压痛明显，大便4天未排解，伴见口干不欲饮水，舌质暗红，苔少，脉沉实。证属气滞内结。治宜行气通便。方用厚朴三物汤治疗：厚朴24g，大黄12g，枳实15g。取药2剂，水煎温服。服药1剂即排除多量宿便，随之腹胀腹痛减轻，次日再服1剂，症状消失如常人。

患者曾质疑，其他医生用药众多都不见显效，而我三味药能治好病，真是神奇。遂告知患者，病得之于饥饱无常，食积内存，加之情绪不稳，肝失疏泄，里实气滞而腹胀便结，并嘱其注意调节饮食和舒畅情志。

18.麻子仁丸治疗老年便秘案

【方证条言】趺阳脉浮而涩，浮则胃气强，涩则小便数，浮涩相搏，大便则坚，其脾为约，麻子仁丸主之。（《五脏风寒积聚病脉证并治》）

【辨证要点】老年人便秘。证属胃实肠热。

【药用】麻子仁30g，芍药15g，枳实15g，大黄15g，厚朴15g，杏仁15g。上6味，末之，炼蜜和丸梧子大，饮服10丸，日3服，渐加，已知为度。

【方解】本证属于胃热气盛兼脾津不足，即所谓"胃强脾弱"之候，治宜泄热润燥。方中厚朴、大黄、枳实清泄胃热，以抑"胃强"；火麻仁滋阴润肠，芍药养脾阴、杏仁润肠，共扶"脾弱"。此外，厚朴、杏仁二药相协，还能肃肺利气，有助燥结下行。诸药合用，使胃热得泄，脾津渐复，脾约得解，津液四布，二便遂正常。

【临证验案】麻子仁丸多用于老年便秘之人。如许某，女，80岁，于1989年10月就诊。患者形体肥胖，食欲亢进，乏力懒动，大便干结，常用大黄泡水以助排便，服则腹痛便泻，停药则便结难解，特来求助于中医治疗。根据患者体壮能食，活动量少，大便干结，辨证为脾约证，必用麻子仁丸清胃润肠，行气通便。处方麻子仁丸，每日2次，每次9g，温水送服。服药次日，即排便通畅，后嘱其长期服用，改日服1次，大便基本恢复正常。

老年便秘，可表现为胃纳如常人，大便秘结难解。病机为胃热熏蒸，津液损耗。因年老体衰，津液暗耗，肠燥欠润，无水行舟，则便秘。现在有些老年人把该药作为通便常用药。

19.己椒苈黄丸治疗肝硬化腹水案

【方证条言】腹满，口舌干燥，此肠间有水气，己椒苈黄丸主之。(《痰饮咳嗽病脉证并治》)

【辨证要点】口干舌燥，腹部胀满。证属水饮内停。

【药用】防己、椒目、葶苈子、大黄各3g。上4味，末之，蜜丸如梧子大，先食饮服1丸，日3服，稍增，口中有津液。

【方解】本方为攻逐饮邪之剂。方中防己、椒目、葶苈子辛宣苦泄，利水消饮从小便而去，大黄荡热通腑，逐饮从大便而出。诸药合用，使饮邪前后分消，肠中气机宣畅，则病症可愈。

【临证验案】己椒苈黄丸可用于各种原因引起的腹水，中医称之为鼓胀。如曾在 1996 年 2 月 11 日会诊一患者，纪某，女，54 岁，患结核性腹膜炎并腹水收入住院治疗，对症治疗腹水不见减少，特邀请中医会诊。刻诊见患者精神萎靡，呼吸气促，腹部胀痛，肠鸣漉漉，下肢浮肿，大便干稀交替出现，口舌干燥，舌质干红，苔少，脉细数。证属气虚失运，水湿内停。治宜益气固正，化湿行水。方用己椒苈黄汤加味：炙黄芪 30g，西洋参 30g，茯苓 30g，猪苓 15g，桂枝 15g，防己 15g，椒目 30g，葶苈子 30g，大黄 5g。水煎，分 4 次温服，2 小时服药 1 次。服药 3 剂后，大便通，小便畅，腹胀腹痛明显减轻，精神好转，食欲稍增，仍觉乏力，考虑病程日久，原方又服用中药 30 余剂，结合西医抗结核治疗，2 个月后病愈出院。

本例为肠间有水气，水走肠间，饮邪内结，壅滞气机，故而腹满；水饮在下，津液不能上承，故口渴舌燥，方用己椒苈黄丸分消水饮，导邪下行。方中防己、椒目导饮于前，轻者则从小便而出，大黄、葶苈子推饮于后，浊者得从大便而下，共成前后分消之力，再加固正益气、健脾助运之品，使腹胀肢肿皆消，适合现在常见之结核病、心力衰竭、肝吸虫、肝硬化等引起的腹水治疗。

20.茵陈蒿汤治疗急性黄疸型肝炎案

【方证条言】谷疸之为病，寒热不食，食即头眩，心胸不安，久久发黄为谷疸，茵陈蒿汤主之。(《黄疸病脉证并治》)

【辨证要点】恶寒发热，不能进食，进食后头眩晕，烦躁不安，全身发黄。证属湿热瘀郁。

【药用】茵陈蒿 18g，栀子 6g，大黄 6g。上 3 味，以水 2000mL，先煎茵陈蒿，减 1200mL，纳 2 味，煮取 600mL，

去渣，分温 3 服。

【方解】本方具有清热泄湿之功。方中茵陈苦、微寒，清热利湿以退黄，栀子苦寒，清三焦之湿热，大黄清热泻火，助茵陈、栀子速除湿热以利小便。

【临证验案】茵陈蒿汤是治疗湿热黄疸的常用方剂，湿热黄疸多见于急性黄疸型肝炎患者。如曾治疗蔡某，男，45岁，于 2018 年 10 月 7 日就诊。患者因过食贝壳类海鲜，出现全身酸乏无力，忽冷忽热，伴有腹胀、恶心欲吐、食欲不振，口干舌燥，皮肤发黄瘙痒，小便黄赤，大便干结，舌质绛、苔黄腻，脉滑数。体温 38.5℃。血肝功能检查各项指标均异常增高，诊断为急性黄疸型肝炎。中医辨证为阳明湿热瘀郁，胃热脾寒。治宜清利湿热。方用茵陈蒿汤加味：茵陈30g，栀子 15g，大黄 10g，茯苓 30g，赤芍 30g，鸡内金 30g，柴胡 15g，黄芩 15g，白术 30g，半夏 15g，陈皮 15g，生姜3 片为引。每日 1 剂，水煎，分 2 次温服。服药 1 剂后即感二便通畅，排出大便稀黄量多，小便长，服药 5 剂后，体酸乏力明显改善，仍觉食欲不振，恶心欲吐，体温 37.8℃左右，小便微黄，治疗前方继服。10 天后再诊，皮肤黄染基本消失，食欲稍增，舌淡、苔白厚，脉弦滑。治疗前方减大黄 5g，再服 10 剂而告愈。

此证又称为谷疸，为阳明湿热瘀郁之证，湿热熏蒸，遍身黄染；阳明既郁，营卫之源壅而不利，则作寒热；健运机制不用，则不欲食；食入则助湿生热而溢满，故呕恶。治疗用茵陈蒿汤苦寒通泻，使热从二便而出，再加茯苓、白术、赤芍、柴胡、黄芩、鸡内金、半夏、陈皮等以益气健脾，疏肝利胆，降逆和胃，促其病愈。

21. 栀子大黄汤治疗酒精性黄疸型肝炎案

【方证条言】酒黄疸，心中懊侬或热痛，栀子大黄汤主之。(《黄疸病脉证并治》)

【辨证要点】嗜酒之人，心中懊侬而烦热，小便不利。证属湿热内蕴，气化失调。

【药用】栀子 10g，大黄 3g，枳实 10g，淡豆豉 15g。上 4味，以水 1200mL，煮取 400mL，分温 3 服。

【方解】方中栀子导热从小便而除，淡豆豉清热除烦，大黄、枳实荡涤邪热，泻腑通肠胃，使热下行，瘀热从大便而出。诸药共奏清泄湿热之功。

【临证验案】栀子大黄汤是治疗里热较盛黄疸的常用方剂，尤其适用于治疗慢性酒精中毒引起的急性黄疸型肝炎。如曾治疗纪某，男，56 岁，于 2013 年 8 月 9 日来诊。患者自幼嗜酒，且经常醉酒，近期自觉全身无力酸弱，腹热胀痛，皮肤黄染、瘙痒，心中懊侬，烦躁不安，不思饮食，食入即吐，口干舌燥，尿黄便干，舌质绛红、苔黄厚，脉弦滑。查体见腹部膨隆，超声示肝脾大。化验肝功能胆红素、转氨酶升高明显。诊断为酒精性黄疸型肝炎。中医辨证为湿热熏蒸，肝失疏泄。治宜清热化湿，解毒祛浊。方用栀子大黄汤加味：栀子 15g，大黄 10g，枳实 15g，淡豆豉 10g，葛根 30g，茵陈 30g，柴胡15g，黄芩 15g，茯苓 30g，半夏 15g，陈皮 15g，生姜 3 片。每日 1 剂，水煎分 2 次温服。服药 3 剂后即感腹胀热痛、心烦懊侬减轻，能进食少量流质，大便日行 10 多次，量多质黄稀，尿色仍黄。服药 10 剂后，腹胀热痛、烦躁消失，食欲渐增，能少量进食，口中湿润，舌红、苔白，身黄已退，巩膜仍有黄染。治疗前方再予 10 剂。10 天后再诊，除小便稍黄外，其他症状均消失，肝功能恢复正常。为防止复发，上方减大黄5g，再取10剂，嘱其隔2天服用1剂。1个月后来诊，自述已恢复正常工作。嘱患者绝对戒酒，并加强身体锻炼，保持心情舒畅，饮食要清淡，多饮水。

本案在栀子大黄汤的基础上加葛根、茵陈、茯苓、柴胡、黄芩，一则清肝胆之热，二则降解酒毒；半夏、陈皮燥湿化痰，降气和胃，促进病情痊愈。

22. 黄土汤治疗上消化道出血案

【方证条言】下血，先便后血，此远血也，黄土汤主之。（《惊悸吐衄下血胸满瘀血病脉证治》）

【辨证要点】素有胃肠病、肝病者，先便后血如沥青状。证属脾虚气寒。

【药用】甘草、干地黄、白术、炮附子、阿胶、黄芩各9g，灶心土240g。上7味，以水1600mL，煮取600mL，分温2服。

【方解】黄土又名伏龙肝，既能温中，又可涩肠止血，为主药；白术、附子温阳健脾，以复统血摄血之功；生地黄、阿胶滋阴养血止血，又能制约术、附之辛温燥热、耗血动血之弊；黄芩苦寒以清内热，亦能制约术、附温燥动血之弊；甘草和中缓急。诸药合用，刚柔相济，温阳止血而不伤阴，滋阴养血而不碍脾，共奏温中健脾、养血止血之功。

【临证验案】黄土汤是治疗虚寒性便血的常用方剂，表现为先便后血，血色暗，甚如柏油状。如曾治疗王某，女，65岁，于1998年10月5日就诊。素有胃脘痛史，胃镜检查提示胃及十二指肠溃疡。近期自觉体倦乏力，头晕自汗，眼睑浮肿，动则心慌气短，四肢发凉，腹胀闷痛，食欲不振，大便溏稀色黑，日泻 4～5 次，舌质淡、苔白，脉沉细。证属脾阳不振，气虚不固，统摄失调。治宜温中健脾，固涩止血。方用黄土汤加味：灶心土 100g，生地黄 15g，炒白术 15g，制附子 10g，阿胶 15g，黄芩 10g，甘草 10g，炙黄芪 30g，红参 15g，炮姜 30g，白及 15g。每日 1 剂，先煮灶心土，取灶心土水煎煮其他中药，分 4 次温服，2 小时服药 1 次。服药 5 剂后，腹部胀痛略有减轻，大便 2～3 次，粪色变淡，仍觉体倦乏力，饥不欲食，唯恐食后再便血，舌脉同前。治疗前方继续 5 剂。腹部胀痛明显减轻，体力渐增，四肢渐温，纳食增加，但不耐劳，动辄心慌气短，大便日行 2 次，色仍稍暗。前方又服 10 剂后，腹部胀痛消失，乏力改善，食欲增加，但一次进食量多则仍有胀痛感，大便日行 1 次，粪质正常。考虑服用黄土汤加味治疗后便血症状消失，以达到寒散血止的目的，后又针对胃脘痛而更方再服。另嘱患者饮食要温和，少食多餐，清淡易消化，情绪要稳定。

治疗本例患者，正如尤在泾所云："下血，先便后血者，由脾虚气寒，失其统御之权，而血为之不守也，故用黄土温燥入脾，合白术、附子以复健行之气，阿胶、地黄、甘草以益脱竭之血，又虑辛温之品，转为血病之厉，故又以黄芩之苦寒，防其太过，所谓有制之师也。"用药时酌加人参、黄芪固护正气，三七参、白及收敛止血，以促其愈。

23. 赤小豆当归散治疗肛裂便血案

【方证条言】下血，先血后便，赤小豆当归散主之。(《惊悸吐衄下血胸满瘀血病脉证治》)

【辨证要点】小腹坠痛，先血后便。证属大肠湿热。

【药用】赤小豆 60g（浸，出芽，爆干），当归。上 2 味，杵为散，浆水服 3g，日 3 服。

【方解】赤小豆渗湿，和血解毒；当归活血，祛瘀生新。

【临证验案】赤小豆当归散可治疗大肠湿热下注、迫血妄行导致的大便下血，此病多见于患者素有痔疾，大便干结，因饮酒嗜食辛温之品而诱发。如曾治疗马某，男，54 岁。素有痔疮，肛门肿痛，大便干结，但又嗜食辛辣食品，近期病有复发，肛门潮湿肿痛，每排大便时肛门出血较多色鲜红，便后肛痛如裂，患者形体肥胖，面色潮红，舌质红、苔白欠润，脉弦数。证属大肠湿热凝结。治宜清利湿热。方用赤小豆当归散加味：赤小豆 30g，当归 15g，槐米 30g，地榆 30g，大黄炭 10g，防风 15g，枳壳 10g，甘草 10g。每日 1 剂，水煎，分 2 次温服。服药 5 剂后，肛门潮湿、下坠疼痛减轻，大便 1～2 次，出血明显减少，又予 5 剂巩固治疗，便血停止，肿痛消失。因恐久病延医，告知到肛肠专科对症治疗。

本方以赤小豆行水湿，解热毒；当归引血归经，且举血中陷下之气；加槐米、地榆专清大肠湿热，而使热去血止；大黄炭凉血止血，通便泄热；枳壳开胸行气，气行血则行；防风行气祛风，甘草调和诸药。全方共奏利湿泄热、止血通便之功。

24. 泻心汤治疗鼻、齿衄血案

【方证条言】心气不足，吐血，衄血，泻心汤主之。（《惊悸吐衄下血胸满瘀血病脉证治》）

【辨证要点】口干舌燥，心烦不安，吐血，衄血。证属心火亢盛，迫血妄行。

【药用】大黄 6g，黄连 3g，黄芩 3g。上 3 味，以水 600mL，煮取 200mL，顿服之。

【方解】方中大黄、黄连、黄芩皆苦寒泻火。黄连泻心火，黄芩泻上焦火，大黄泻火通便，釜底抽薪，火降则血宁。

【临证验案】泻心汤可治疗因心中阴气不足，心阳独亢，引起血热妄行之吐血、衄血。如曾治疗谢某，女，56 岁，于 2001 年 8 月因口鼻出血就诊。近期经常有牙龈出血、鼻出血现象，伴有口鼻干燥，牙龈肿痛，刻诊见患者齿龈有鲜血渗出，牙龈红肿，自觉心烦燥热，小便黄，大便干，舌质红、苔薄黄，脉细数。证属心火亢盛，迫血妄行。治宜清热泻火。方用泻心汤加味：大黄 6g，黄连 10g，黄芩 6g，升麻 10g，玄参 15g，淡竹叶 10g，甘草 10g。每日 1 剂，水煎，分 2 次温服。服药 3 剂后，牙龈出血消失，牙龈红肿、心烦燥热均有改善，口内仍有灼热感，大便通畅、日 3 行，小便清，舌质红、苔薄白，脉细数。前方又进 5 剂，口内湿润，肿痛消失，心平气和，便通尿清而告愈。

患者素体阴亏，又嗜食辛辣，故心火亢盛于上而见齿龈肿痛出血。治疗以三黄之苦寒泻心火，补心阴。妙在大黄一味不但直折其火，且能破瘀逐疏，为苦寒清泻实热之良剂。加用升麻引药上行，玄参凉血止血，淡竹叶、甘草清心泻火。全方共奏清热泻火、凉血止血之功。

25. 薏苡附子败酱散治疗化脓性阑尾炎案

【方证条言】肠痈之为病，其身甲错，腹皮急，按之濡，如肿状，腹无积聚，身无热，脉数，此为腹内有痈脓，薏苡附子败酱散主之。(《疮痈肠痈浸淫病脉证并治》)

【辨证要点】右下腹痛，腹壁紧张，以手按之柔软，腹内无积聚，无发热，脉数。证属营血结聚肠内。

【药用】薏苡仁 30g，附子 6g，败酱草 15g。上 3 味，杵为末，取 3g，以水 400mL，煎减半，顿服。

【方解】方中重用薏苡仁排脓利湿为君；败酱草清热解毒，破瘀排脓；少佐附子助阳扶正，辛热散结。诸药合用，清热解毒排脓而不伤正，温阳扶正而不碍清热排脓。

【临证验案】薏苡附子败酱散是治疗化脓性阑尾炎或慢性阑尾炎反复发作者常用方剂，多由素体阳虚，寒湿瘀血互结，腐败成脓所致。如张某，男，45 岁，于 1998 年 10 月 5 日就诊。自述右下腹痛多日，未经治疗，晨起突感腹痛加剧，按压之则痛甚，伴有呕吐，西医诊断为急性化脓性阑尾炎，告知需要手术治疗，患者惧怕手术，故求助于中医。刻诊见患者急性病容，面色微黄，精神萎靡，腹痛拒按，恶寒发热，实测体温 38.8℃，四肢发凉，舌质红，苔薄白，脉滑数。证属寒湿邪结化热。治宜温阳祛湿清热。方用薏苡附子败酱散加味：薏苡仁 30g，附子 10g，败酱草 30g，冬瓜仁 30g，桃仁 30g，牡丹皮 15g，大黄 10g，甘草 10g。水煎，分 2 次温服，日服 2 剂。3 天后来诊，上方连服 6 剂后，便下脓血便多量，腹痛大减，呕吐已止，体温正常，下腹仍有压痛感，上方又予 10 剂，改每日 1 剂，水煎服。10 天后再诊，患者腹痛消失，压痛反跳痛亦不明显，嘱患者注意饮食调节，加强体格锻炼，防止复发。

本例属于寒湿邪结化热，郁久成脓，故热象不高、疼痛不甚，治疗非温阳祛湿、化瘀散结难愈。此方加大黄之意，是因湿邪郁结化热，故用大黄引热下行，化湿散结；用桃仁、冬瓜仁、牡丹皮破瘀化湿，凉血散结，使热去、毒解、脓消而愈。

26. 大黄牡丹汤治疗急性阑尾炎案

【方证条言】肠痈者，少腹肿痞，按之痛如淋，小便自调，时时发热，自汗出，复恶寒，其脉沉紧者，脓未成，可下之，当有血。脉洪数者，脓已成，不可下也。大黄牡丹汤主之。(《疮痈肠痈浸淫病脉证并治》)

【辨证要点】 右下腹痛，压痛、反跳痛明显，小便不利，脉沉紧。证属热毒郁结。

【药用】 大黄 12g，牡丹皮 3g，桃仁 15g，冬瓜仁 30g，芒硝 10g。上 5 味，以水 1200mL，煮取 200mL，去渣，内芒硝，再煮沸，顿服之，有脓当下；如无脓，当下血。

【方解】 方以大黄泻瘀血恶血；牡丹皮、桃仁，逐瘀凉血，配合大黄清血分之热；冬瓜仁排脓散痈去积，软坚除热。诸药合用，有泻下瘀结热积的作用，用于肠痈实热壅结的急症颇为有效。

【临证验案】 大黄牡丹汤可治疗急性肠痈，肠痈是由于热毒内聚，营血瘀结于肠中，经脉气血不通所致，以少腹肿块、疼痛拒按、发热恶寒为特征，相当于现代医学的急性阑尾炎。如曾于 1998 年 4 月接诊一患者，王某，男，45 岁，在外院诊断为急性阑尾炎，需手术治疗，患者惧怕手术，来我院求治于中医。刻诊见患者面色潮红，身热，腹部胀痛难忍，拒按压，伴见口干渴，自汗出，大便干结，舌质红，苔黄干裂，脉弦数。证属热毒瘀结，气机不下。治宜清热解毒，逐瘀攻下。方用大黄牡丹汤加味：大黄 15g，牡丹皮 15g，桃仁 15g，冬瓜仁 30g，芒硝 10g，金银花 30g，连翘 30g，炮山甲 10g。每日 1 剂，水煎，分 2 次温服。服药 1 剂后，腹痛加剧，大便未下，告知当日再煎服 1 剂。次日来诊述，服药后大便初始干结，随后便稀量多，矢气频频，腹痛略减，仍压痛明显，体温下降。予前方减大黄 5g，日服 1 剂。服药 5 剂后，腹痛明显减轻，体温恢复正常，食欲增加，腹部仍有压痛，脉稍数。治疗予上方芒硝减半，又服 5 剂，腹痛消失。

本病的病机关键在于热毒加瘀血，治疗非清热解毒、逐瘀攻下不可，非用大黄、芒硝荡涤湿热、攻下瘀滞不除，牡丹皮、桃仁凉血逐瘀，冬瓜仁排脓散痈，加用金银花、连翘以解热毒，炮山甲善于走窜，性专行滞，能通经络而达病所，使痈肿未成脓者能消，已成脓者能溃，促使瘀化结散，使病速愈。

27. 桂枝茯苓丸治疗子宫肌瘤案

【方证条言】妇人宿有癥病，经断未及三月，而得漏下不止，胎动在脐上者，为癥痼害。妊娠六月动者，前三月经水利时，胎也。下血者，后断三月衃也。所以血不止者，其癥不去故也，当下其癥，桂枝茯苓丸主之。(《妇人妊娠病脉证并治》)

【辨证要点】妇人少腹积块，月经量多，行经期长。证属虚癥瘤疾。

【药用】桂枝、茯苓、牡丹皮、芍药、桃仁各等分。上 5 味，末之，炼蜜为丸，如兔屎大。每日食前服 1 丸，不知，加至 3 丸。

【方解】桂枝温通血脉，茯苓补正和中，芍药和营，桃仁、牡丹皮活血化瘀，共奏活血化瘀祛癥之功效。

【临证验案】桂枝茯苓丸可治疗妇人癥瘕积聚之病，所谓妇人癥疾，相当于现代医学的子宫肌瘤、卵巢囊肿、多囊卵巢等一类疾病，主要表现为月经淋漓不断，小腹胀痛，可触及肿块，迁延日久，超声检查可明确诊断。如曾治疗赵某，47 岁，于 2015 年 3 月 20 日就诊。主诉小腹坠胀疼痛、月经后期、行经期长 3 年余，经色暗，有瘀块，经前腹痛加重，末次月经 3 月 3 日，现仍淋漓不净，伴头晕乏力、腰膝酸软。患者形体肥胖，面色黯淡浮肿，舌质红，舌体胖，舌边尖有瘀点，脉沉涩。超声诊断为多发子宫肌瘤。中医辨证为癥疾瘀血。治宜疏肝健脾，破瘀消癥。方用桂枝茯苓丸加味：桂枝 15g，茯苓 15g，川芎 10g，牡丹皮 10g，桃仁 15g，白芍 20g，当归 15g，赤芍 15g，黄芪 15g，炒白术 15g，红花 10g。每日 1 剂，水煎，分 2 次温服。服药 10 剂后，体力渐增，情绪稳定，小腹胀痛少减，月经仍淋漓未净。前方又予 10 剂后再诊，小腹胀痛减轻，流血停止。以上方间断服药治疗 3 个月，月经基本恢复正常，超声检查可见子宫肌瘤明显减小。

此病系肝郁气滞，血行不畅，气血瘀于少腹，久结而成。患者因体虚不宜攻下过猛，故选用桂枝茯苓丸以疏肝健脾、活血消癥，加用黄芪、炒白术益气健脾化湿，当归、川芎、赤芍、白芍、红花活血养血，祛瘀止痛。全方共奏瘀化癥消、气血调和之功。

28.胶艾汤治疗子宫功能性出血案

【**方证条言**】妇人有漏下者，有半产后因续下血都不绝者，有妊娠下血者，假令妊娠腹中痛，为胞阻，胶艾汤主之。（《妇人妊娠病脉证并治》）

【**辨证要点**】妇人漏下不止，腹痛。证属胞脉阻滞。

【**药用**】川芎、阿胶、甘草各 6g，艾叶、当归各 9g，芍药 12g，干地黄 9g。上 7 味，以水 1000mL，清酒 600mL，合煮取 600mL，去渣，纳阿胶，令消尽，温服 200mL，日 3 服，不瘥，更作服。

【**方解**】方中阿胶养血止血，艾叶温经暖宫，四物汤养血和血，甘草调和诸药，清酒温经和血。全方共奏养血暖宫、止血、调理冲任之功。

【临证验案】胶艾汤可治疗月经漏下不止，相当于现代医学的子宫功能失调性出血。如曾在 2010 年 10 月 5 日接诊一患者，纪某，45 岁。主诉月经淋漓不止月余，经量时多时少，色暗红，有瘀血块，伴有头晕、乏力，腰膝酸软，口干而苦，大便干结，舌质红，舌边尖有瘀点，苔白，脉沉细无力。证属气血双亏，兼有郁热。治宜养血止血，益气固涩。方用胶艾汤加味：阿胶珠 12g，艾叶炭 10g，当归 15g，川芎 10g，白芍 15g，牡丹皮 15g，桃仁 15g，西洋参 15g，麦冬 15g，甘草 10g。每日 1 剂，水煎，分 2 次温服。服药 7 剂后，月经量明显减少，头晕乏力减轻，口干口苦消失，大便通畅。治疗有效，上方继服。又服 10 剂后，患者自觉身体恢复正常而告愈。因患者正处更年期阶段，嘱其要保持情绪稳定，停药观察。

本案月经不止，头晕乏力，是气血两虚、冲任不固所致，故用胶艾汤调固冲任；经色暗有块，舌暗有瘀点，为内有瘀血，故加牡丹皮、桃仁凉血止血；出血日久，伤津损液，出现口干便结，故加西洋参、麦冬滋阴生津，达气固、血安、津生而病愈。

29. 当归芍药散治疗妊娠腹痛案

【方证条言】妇人妊娠，腹中疞痛，当归芍药散主之。（《妇人妊娠病脉证并治》）

【辨证要点】妊娠后腹中痛。证属肝脾不和，胎失其养。

【药用】当归 9g，芍药 30g，川芎 9g，茯苓 12g，白术 12g，泽泻 15g。上 6 味，杵为散，取 3g，酒和，日 3 服。

【方解】方中当归补血柔肝，芍药养血舒肝，川芎行气止痛，白术健脾燥湿，茯苓、泽泻渗湿泻浊。全方共奏养血舒肝、健脾利湿之功。

【临证验案】当归芍药散可用以治疗妊娠腹痛。如曾在2014年3月5日接诊一孕妇，陈某，37岁。主诉停经百余天，近期出现胁满、腹痛，夜间加重，食欲不振，舌质淡胖，苔薄白，脉弦滑。证属肝郁脾虚，气滞湿阻。治宜疏肝健脾，行气养血。方用当归芍药散加味：当归15g，川芎10g，白芍15g，茯苓15g，白术15g，泽泻15g，桂枝15g。水煎，分2次温服。服药6剂后，胁满、腹痛消失，食欲增加，告愈。

此证中医称之为子悬，多因妊娠后冲任两虚，肝郁脾虚，肝胃不和，胃气不降，脾虚水湿内生，以致腹中痛。故用白芍抑肝止痛，当归、川芎调理气血，白术健脾扶土，茯苓、泽泻利水渗湿，桂枝通阳化气，气和湿去而病愈。

30. 干姜人参半夏丸治疗妊娠恶阻案

【方证条言】妊娠呕吐不止，干姜人参半夏丸主之。(《妇人妊娠病脉证并治》)

【辨证要点】妊娠呕吐。证属胃寒饮盛之胎气上逆。

【药用】干姜、人参各3g，半夏6g。上3味，末之，以生姜汁糊为丸，如梧桐子大，饮服10丸，日3服。

【方解】半夏降逆止呕，人参益气安胎，干姜温化寒饮。三药合用，具有温中散寒、蠲饮止呕之功。

【临证验案】干姜人参半夏丸可以治疗胃虚寒饮较盛的妊娠恶阻。如徐某，28岁，于2013年4月5日就诊。停经月余，恶心呕吐，不能进食，时时欲吐，吐出皆为痰涎清水，经超声诊断为早孕。伴见头晕目眩，面容憔悴，体虚无力，舌胖淡、苔白，脉细滑。证属胃虚寒饮内留。治宜温胃化饮止呕。方用干姜人参半夏丸：干姜5g，人参10g，半夏15g。水煎，频频饮服。服药 3 天，恶心呕吐减轻，稍能进食，但仍觉体倦乏力。又服 5 剂后，纳食渐增，轻微恶心，呕吐消失。停药，并嘱饮食清淡，适量用生姜泡水喝。

本案一派虚寒之象，适用干姜人参半夏丸治疗。方中干姜、半夏皆为妊娠禁忌之药，故用人参益气固胎。陈修园云："半夏得人参，不惟不碍胎，且能固胎。"可知组方之妙。

31. 当归散治疗习惯性流产案

【方证条言】妇人妊娠，宜常服当归散主之。(《妇人妊娠病脉证并治》)

【辨证要点】有流产史者，妊娠后可常服。

【药用】当归、黄芩、芍药、川芎各 30g，白术 15g。上 5 味，杵为散，酒饮服 3g，日再服。妊娠常服即易产，胎无疾苦，产后百病悉主之。

【方解】当归、芍药养血补肝，川芎和血疏肝，白术健脾燥湿，黄芩坚阴，配白术清利湿热，共奏祛病养胎安胎之功。

【临证验案】当归散可作为治疗滑胎女性再次妊娠后的保胎安胎药。如曾治疗肖某，35 岁，于 1996 年 3 月 17 日就诊。自述有习惯性流产史，现值妊娠 40 余天，恐再次流产，前来求助中医。刻诊见来者形体虚胖，面色黯滞，性情急躁，舌体胖，舌质淡，苔白，脉沉滑。辨证为相火旺，扰及胎元。治宜清热安胎。方用当归散：当归、黄芩、白芍、川芎各 500g，白术 250g。研末，过细罗，每次 10g，沸水冲服，日服 3 次。上药连续服用 2 个多月，患者自觉心绪稳定，食欲增加，胎孕已过 3 个月，身体基本正常。嘱其保持情绪安定，饮食清淡，后顺产 1 子。

该患者产前体热，加之性情急躁，此相火太盛，不能生气养胎，当清热养胎，服当归散而愈。

32. 枳实芍药散治疗产后腹痛案

【方证条言】产后腹痛，烦满不得卧，枳实芍药散主之。（《妇人产后病脉证治》）

【辨证要点】产后腹痛，烦满不得卧。证属气结血凝。

【药用】枳实、芍药各等分。上2味，杵为散，米粥下，服3g，日3服。

【方解】枳实破气散结，烧黑则入血分而行郁滞，为血中之气药；芍药有"治气血积聚，宣行脏腑""和血行滞，缓急止痛"之功；米粥和胃安中，使破气之品不伤中耗气。全方共奏破气散结、和血止痛之功，使痹阻得通，气血得畅，满痛诸症自除。

【临证验案】枳实芍药散可治疗产后腹痛。如曾治疗杨某，25岁，于2017年5月10日就诊。述产后7天，恶露已尽，小腹胀痛拒按，呈痛苦面容，烦躁不得卧，舌质淡紫、苔白，脉沉。辨证为气结血瘀。治宜破气散结，活血止痛。方用枳实芍药散：枳实（炒黑）12g，白芍12g。水煎服。服药后再进食少量温米粥。服药1剂后，胀痛消失，心情安静，又服2剂而告病愈。

产后腹痛，当辨虚实，不满不烦者，病为里虚；烦满不得卧者，证属里实。但本证又与承气汤证之里实不同，乃产后气血瘀滞所致，然毕竟病在产后，偏于血分为主，故用芍药以活血，用枳实炒黑入血分，以行血分之滞，米粥养胃，使破气散瘀之品不伤气损中。

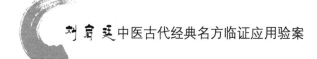

33. 下瘀血汤治疗产后小腹刺痛案

【方证条言】产后腹痛，法当以枳实芍药散，假令不愈者，此为腹中有干血着脐下，宜下瘀血汤主之，亦主经水不利。(《妇人产后病脉证治》)

【辨证要点】产后腹痛，服枳实芍药散无效者。证属血瘀内结。

【药用】大黄6g，桃仁9g，䗪虫9g。上3味，末之，炼蜜和为4丸，以酒200mL，煎1丸，取160mL顿服之，新血下如豚肝。

【方解】方中大黄荡涤瘀血，桃仁化瘀润燥，䗪虫逐瘀通络。三药合用，破血之力峻猛，为防伤正，以蜜为丸，使其缓缓发挥药力，用酒煎药，引药入血分而速达病所。

【临证验案】下瘀血汤可作为产后腹痛患者服用枳实芍药散无效的后续治疗方剂。如曾治疗何某，28岁，于2013年8月15日就诊。自述产后一周，小腹刺痛拒按，按之痞硬，小便黄赤，大便干结，按气滞血瘀服用枳实芍药散2剂后效不显，舌质青紫、苔白滑，脉细涩。证属瘀血内结。治宜逐瘀散结。方用下瘀血汤：大黄6g，桃仁10g，䗪虫10g。水煎取汁，加入蜂蜜15g、黄酒30g，冲溶，趁热服下。连服2剂，便通、痛止、腹软而告愈。

本方是治疗瘀血内结腹痛的有效方剂，凡有瘀血内结之证皆可使用。

34. 半夏厚朴汤治疗梅核气案

【方证条言】妇人咽中如有炙脔，半夏厚朴汤主之。(《妇人杂病脉证并治》)

【辨证要点】咽中异物感，梗阻不适，吞之不出，咽之不下，胸中烦闷，嗳气不畅。证属气滞痰结之梅核气。

【药用】半夏 15g，厚朴 9g，茯苓 12g，生姜 15g，苏叶 6g。上 5 味，以水 1400mL，煮取 800mL，分温 4 服，日 3 夜 1 服。

【方解】方中半夏、厚朴俱能化痰开结，下气降逆，为君药；辅以茯苓渗湿以祛痰，生姜降逆气散痰结；紫苏叶芳香轻扬，入肺以宣其气，利气解郁。诸药同用，使气郁得解，痰凝得开，则咽中舒畅。

【临证验案】半夏厚朴汤可治疗梅核气，相当于现代医学慢性咽炎等范畴。如曾治疗姚某，女，45 岁，于 2015 年 9 月 2 日就诊。主诉咽喉部有异物感，吐之不出，咽之不下，干痛刺痒，干呕欲吐，伴胸胁胀满不舒，心烦意乱，舌质红、苔白，脉弦滑。证属肝郁气滞，痰湿阻塞。治宜疏肝解郁，化痰散结。方用半夏厚朴汤加味：半夏 15g，厚朴 10g，茯苓 15g，紫苏叶 15g，生姜 10g，柴胡 15g，郁金 15g，射干 15g，陈皮 15g，炙桑白皮 15g。每日 1 剂，水煎，分多次频频饮服。并嘱注意情绪稳定，多吃生姜、萝卜等化湿祛痰之品。服药 6 剂后，咽部异物感减轻，痰少质稀，胸胁胀痛基本消失。予上方继服 5 剂后，咽喉部异物感、心烦意乱皆已消失，纳食如常，二便自调。2 个月后因情绪不稳，加之过食油腻滋味之品，病复发，再予上方治疗，并告知配合生活调理的重要性，服药 6 剂即告愈。

梅核气男女皆可发生，女性尤为多见，皆因肝气郁结、痰湿壅阻所致，故需要保持心情舒畅，饮食清淡，多饮水，多食萝卜、生姜，即可减少本病的发生。另外采用多次频频饮服、连续给药的方式，可以使药力留恋病所，持续作用，以防

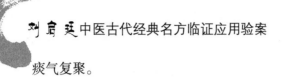

痰气复聚。

35. 甘麦大枣汤治疗脏躁案

【**方证条言**】妇人脏躁，喜悲伤欲哭，象如神灵所作，数欠伸，甘麦大枣汤主之。(《妇人杂病脉证并治》)

【**辨证要点**】中年女性心烦意乱，潮热出汗，睡眠不宁，情绪低落。证属肝郁化火、心脾两虚之脏躁。

【**药用**】甘草9g，小麦30g，大枣10枚。上3味，以水1200mL，煮取600mL，温分3服。

【**方解**】方中小麦养心健脾益肝，兼以安神宁志，甘草、大枣味甘健脾补土，并能缓急止躁。三药合用，共奏补益心脾，缓急安神之功。

【**临证验案**】甘麦大枣汤可治疗脏躁，脏躁多见于现代医学更年期综合征的女性。如曾治疗郭某，女，45岁，于2012年4月9日就诊。患者情绪低落，悲伤焦躁，烦乱不安，时时欲哭，甚有欲死之念，伴见潮热烘热，阵阵出汗，夜卧不宁，有时彻夜难眠，舌质红、苔白，脉弦细而滑，微数。证属肝郁气滞，心神紊乱。治宜疏肝解郁，安神定志。方用甘麦大枣汤加味：茯苓30g，九节菖蒲30g，炒栀子10g，牡丹皮15g，仙茅15g，淫羊藿15g，地骨皮30g，白芍20g，桂枝15g，百合30g，牡蛎30g，莲子心10g，黄芪30g，人参15g，小麦30g，甘草10g，大枣10枚。每日1剂，水煎，分2次温服。服药5剂后，自觉心情略有平静，潮热出汗明显减轻，但仍睡眠不宁，多梦，予上方加百合30g、酸枣仁30g、何首乌30g，继服。又服5剂后，悲伤情绪消失，潮热出汗停止，睡眠较前改善，又按上方取药10剂巩固之。此后常以甘麦大枣汤煎服，病未再发。

　　本方主治脏躁证，脏躁证多始于肝，伤及心脾，累及于肾，故治疗宜疏肝解郁，安神定志，调和阴阳，清蒸除汗，益气扶正。药以甘麦大枣汤补脾缓急润燥；茯苓、菖蒲、牡丹皮、栀子安神解郁；仙茅、淫羊藿、地骨皮、桂枝、白芍壮阳益肾，除蒸止汗；百合、牡蛎、莲子心清心安神；黄芪、人参健脾固正。全方共奏肝肾同调、阴阳互助之功。后期再予甘麦大枣汤作为食疗，补益心脾，宁心安神。

时方临证验案五十七则

1. 香薷散治疗暑湿感冒案

【方剂来源】《太平惠民和剂局方》。

【方证条言】治脏腑冷热不调，饮食不节，或食腥鲙生冷过度，或起居不节，或露卧湿地，或当风取冷，而风冷之气归于三焦，传于脾胃。脾胃得冷，不能消化水谷，致令真邪相干，肠胃虚弱。因饮食变乱于肠胃之间，便致吐利，心腹疼痛，霍乱气逆。有心腹痛而先吐者，有腹痛而先利者，有吐利具发者，有发热头痛，体痛而复吐利虚烦者，或但吐利，心腹刺痛者，或转筋拘急疼痛者，或但呕而无物出，或四肢逆冷而脉者欲绝者，或烦闷昏塞而欲死者，此药悉能主之。

【辨证要点】暑月乘凉饮冷，或感受寒湿之邪，症见恶寒发热，头重头疼，腹痛吐泻，苔白腻，脉浮。证属风寒湿邪内侵。

【药用】炒白扁豆、姜厚朴各 240g，香薷 480g。共研细末，每次 30g，水煎，加酒温服。

【方解】香薷辛温香窜，发越阳气而祛阴邪，除湿化湿，为主药；姜厚朴辛温而苦，温中下气，行气散满行滞，以解胸脘胀闷、腹痛等症，又可助香薷化湿和中而平呕止泻，为辅药；白扁豆健脾和中，兼以祛湿化湿，为佐使药；酒能行能散，温通血脉，有利于散寒，为使药。全方共奏解表散寒、化湿和中之功。

【**临证验案**】香薷散是治疗暑湿感冒常用方剂。如曾治疗朱某，男，56岁，于1991年7月30日就诊。2天前在外劳作，出汗较多，突受风雨袭击，当时即感觉全身寒战，返家后自服姜汤水后入睡，晨起感觉全身酸楚不适，恶寒发热，头身重痛，腹胀腹痛，恶心欲吐，肠鸣便稀，再服姜汤水病反加重而来诊。刻诊见舌质淡红、苔白，脉浮。证属暑湿寒郁。治宜祛暑化湿。方用香薷散加味：香薷15g，厚朴15g，炒白扁豆30g，半夏15g，陈皮15g，茯苓15g，藿香15g，苍术15g，薏苡仁30g，生姜3片为引。每日1剂，水煎，分2次温服。服药3剂后，恶寒发热消失，头身重痛、腹胀腹痛、肠鸣腹泻减轻，仍觉四肢倦怠、恶心欲吐，舌脉同前，仍以前方治疗。又服3剂后，体倦、恶心缓解，纳食馨，二便调。

本案为暑热复受寒冷袭击，风寒束表，暑湿内遏，故出现恶寒发热、头身重痛；寒邪内郁，脾胃受伤，故腹胀腹痛、恶心欲吐；湿邪下趋肠间而肠鸣腹泻；湿郁四肢，故倦怠无力。用此方解表散寒，祛暑化湿，加茯苓、陈皮、半夏、藿香、生姜以助化湿止呕；加苍术、薏苡仁化湿止泻，表解寒散、湿化中和而病愈。

2. 桑菊饮治疗小儿麻疹案

【**方剂来源**】《温病条辨》。

【**方证条言**】太阴风温，但咳，身不甚热，微渴者，辛凉轻剂桑菊饮主之。

【**辨证要点**】发热，微恶寒，咳嗽，口渴。证属风温袭肺。

【**药用**】杏仁6g，连翘4.5g，薄荷2.4g，桑叶7.5g，菊花3g，桔梗6g，甘草2.4g，芦根6g。加水1000mL，煮取

600mL，分 3 次服。

【方解】桑叶、菊花甘凉轻清，均入肺经，既能疏散上焦风热之邪，又能清肺中之热，二药针对风温袭肺之咳嗽的病因而设，共为主药；薄荷辛凉解表，助桑、菊以疏散上焦风热，加强解表之力；杏仁肃肺降气，桔梗开提肺气，二药一升一降，恢复肺气的肃降与宣通之力，并兼有解表的作用，以上三药均为辅药；连翘辛寒而质轻，能清解透表，芦根甘寒清热生津止渴，共为佐药；甘草调和诸药，为使药，且甘草与桔梗配伍，并能利咽喉。诸药合用，共奏疏散风热、宣肺止咳之功。

【临证验案】桑菊饮可治疗温病早期，特别是麻疹、猩红热等疾病出现恶寒发热、咳嗽等症状。如曾治疗韩某，女，4 岁，于 1997 年 5 月 8 日就诊。其母代述，患儿发热、咳嗽 2 天，伴见两眼流泪，烦躁不宁，时时欲吐，食欲不振，舌红，苔白，脉浮数。证属风温袭肺，肺失和降。治宜清热宣肺。方用桑菊饮治疗：桑叶 10g，菊花 10g，桔梗 6g，杏仁 6g，薄荷 6g，连翘 6g，芦根 9g，甘草 6g。每日 1 剂，水煎，分 2 次温服。服药 3 剂后，身热、咳嗽均减轻，但出现皮肤潮红，散在疹点，躁动不安，考虑有麻疹待发迹象，嘱家长患儿要多喝温水，注意保暖。并在上方的基础上加蝉衣 10g、紫草 5g、芫荽 5g。水煎温服，再服 3 剂后，患儿全身满布之红色疹点逐渐变淡。3 天后疹点逐渐消退，患儿恢复正常。

本例系风温毒邪引动疹毒内发，风邪袭肺而咳嗽，风温上攻则两目流泪，故用桑菊饮疏散风热，宣肺止嗽，加蝉衣、紫草、芫荽透疹外发，热清疹出而病愈。

3. 银翘散治疗急性扁桃体炎案

【方剂来源】《温病条辨》。

【方证条言】太阴风温，温热、瘟疫、冬瘟初起恶风寒者，桂枝汤主之；但热不恶寒而渴者，辛凉平剂银翘散主之。温毒、暑瘟、湿温、温疟不在此例。

【辨证要点】发热微恶风寒，无汗或有汗不畅，头痛，口渴，咽痛，咳嗽，舌尖红、苔薄白，脉浮数。证属外感温热病邪。

【药用】连翘 30g，金银花 30g，桔梗 18g，薄荷 18g，竹叶 12g，甘草 15g，荆芥 12g，淡豆豉 15g，牛蒡子 18g。加芦根适量，水煎服。

【方解】金银花、连翘清热解毒，为主药；薄荷、淡豆豉、荆芥散风邪，透热外出，为辅药，其中淡豆豉、荆芥为辛温解表之品，但与金银花、连翘同用，即可增强疏散清热之力，又可缓其凉遏；芦根、淡竹叶甘凉轻清，清热生津止渴；桔梗、牛蒡子、甘草宣肺止嗽，清利咽喉，为佐使药。其中甘草调和诸药，兼为使药。全方共奏疏散风热、清热解毒之功。

【临证验案】银翘散被称辛凉平剂，是治疗外感风热表证的常用方剂。现代常用于治疗外感风热上攻引起的流行性感冒、上呼吸道感染、急性扁桃体炎、腮腺炎等疾病。如曾治疗李某，男，45 岁，于 2013 年 3 月 25 日就诊。自述咽喉肿痛，不能进食，伴见恶寒发热，体温 38.5 ～ 39℃，全身酸痛，咳嗽，鼻塞流黄涕，口干舌燥，舌质红、苔黄，脉浮数。证属风热上攻，壅阻咽喉。治宜疏风散热，解毒散结，利咽止痛。方用银翘散加减：金银花 30g，连翘 30g，桔梗 15g，薄荷 15g，竹叶 10g，荆芥 15g，板蓝根 30g，牛蒡子 15g，马勃 15g，甘草 10g。水煎，分多次温服，日服 2 剂。3 天后来诊，述上方连服 6 剂，咽喉肿痛明显减轻，恶寒发热、身体酸痛消失，仍有轻微咳嗽，又予上方 2 剂巩固之。

本证为风温热毒上攻咽喉，故用银翘散疏散风热，加板蓝根、牛蒡子、马勃清利咽喉，本着急病急治的原则，日服 2 剂，连续服药，使药效发挥充分，直达病所而速愈。

4. 济川煎治疗肾虚便秘案

【方剂来源】《景岳全书》。

【方证条言】凡病涉及虚损，大便闭结不通，则硝黄攻击等剂必不可用，若势有不得不通者，宜此方主之。

【辨证要点】肾虚气弱，大便不通，小便清长，腰酸背痛。证属肾虚肠燥。

【药用】当归 15g，牛膝 6g，肉苁蓉 9g，泽泻 5g，升麻 3g，枳壳 3g。以水 1000mL，煎取 600mL，饭前温服。

【方解】肉苁蓉咸温润降，能温补肾阳并润肠、通大便，为主药；当归辛甘温润，养血活血，兼能行气，又能润肠，牛膝强腰肾，善于下行，为辅药；泽泻甘淡，性降而润，入肾而泻浊，与牛膝均具宣通之性，能引药下行，两药与肉苁蓉配合，使补而不滞；枳壳宽肠下气，稍加升麻以升清阳，俱为使药；同时升麻、当归、肉苁蓉同用，可通大便之燥结。诸药合用，既可温肾益精治其本，又能润肠通便以治标。

【临证验案】济川煎为温润通便之剂，是治疗肾虚便秘的常用方剂。如曾治疗刘某，男，85 岁，于 1992 年 10 月 6 日就诊。主诉腹满胀痛，大便干结，便出艰难，伴有全身无力，动则心慌气短，腰膝酸软，肌肤不温，小便清长，舌质淡红、苔白，脉沉缓。证属肾虚肠燥，便结不通。治宜温阳润肠，滋

阴通便。方用济川煎：当归 30g，牛膝 15g，肉苁蓉 30g，泽
泻 10g，升麻 10g，枳壳 15g。取药 10 剂，清水泡洗后晾干，
研细末，炼蜜为丸，每丸 9g，早晚各服 1 丸。上药连续服用
月余，自觉体力渐增，腹部、肢体变温暖，肠鸣矢气增多，大
便稍干，基本通畅。又予上方 10 剂，依法炼蜜为丸服用，如
此连续服用 3 个多月，自感疗效颇佳，行动、纳食、二便恢复
正常。

患者便秘多年，多次服用各种含有大黄的润肠丸，服用
时便稀便溏，停药后则便结难解。依据患者年龄体质，结合证
候特点，给予济川煎原方治疗，效果明显。济川煎注重肝肾，
因肾主二便，故用肉苁蓉、牛膝滋肾阴以通便；肝主疏泄，故
用当归配枳壳，一则辛润肝阴，一则苦泄肝气；妙在升麻，清
气以舒脾；泽泻降浊以疏膀胱，且助肉苁蓉、牛膝成润下之
功。因患者年事高，病程长，故以原方制成蜜丸，使药效缓慢
而持久，便于长期服用。

5. 温脾汤治疗冷积便秘案

【方剂来源】《备急千金要方》。

【方证条言】温脾汤治久下利，赤白连年不止，及霍乱脾
胃冷实不消方。

【辨证要点】老年体弱，冷积便秘，或久利赤白，腹痛，
手足不温，脉沉弦。证属脾肾阳虚，冷结不下。

【药用】大黄 12g，人参 9g，干姜 9g，附子 9g，甘草 3g。
水煎服。

【方解】附子温壮脾阳，以散寒凝，大黄荡涤泻下，推陈
致新，泻下已成之冷积，为主药；干姜助附子温阳散寒凝，人
参甘温补脾益气，又能防大黄泻下损伤中气，甘草甘温补中，

助人参益气，共为方中之辅佐药，其中甘草又能调和诸药。诸药合用，脾阳得复，寒凝得散，冷积得下，而诸症自愈。

【临证验案】温脾汤是治疗冷积便秘的常用方剂，此方仅《千金要方》中就有5首记载，皆针对不同类型而设。笔者曾用《千金要方·卷十三》中记载的方剂治疗冷积便秘，效果良好，今举一例为案。徐某，男，85岁，于2018年2月13日就诊。其子代述，患者身体虚弱，常年卧床不起，近半月来食欲下降，全身怕冷，腹胀腹痛，大便数日未排，恶心欲吐，到当地医院诊断为"老年性肠梗阻"，采取鼻饲抽取胃液、生理盐水灌肠通便治疗，胃液抽取后上腹胀痛稍缓，生理盐水灌肠只泻下清水，无粪便，多日治疗效果不佳，特由外地赶来邀余诊疗。刻诊见患者形体消瘦，精神萎靡，倦卧在床，腹胀腹痛拒按，肌肤欠温，时有恶心欲吐，舌质淡，苔白稍厚，脉沉细无力。辨证为脾阳亏虚，中焦虚寒，冷积内停。治宜温补脾阳，泻下冷积。方用温脾汤：人参15g，附子10g，干姜10g，当归15g，大黄5g，玄明粉10g，甘草10g。每日1剂，水煎，分多次徐徐温服。服用3剂后，大便排出硬结粪块少许，腹胀痛略减轻，肌肤渐温，仍以上方依法继服治疗。再服3剂后，泻下干结粪便多量，腹部柔软，胀痛、恶心消失，食欲稍增，停药观察，嘱患者少食多餐，以温和饮食为主，保持大便通畅。

本方是以温补脾阳与泻下冷积相结合，但重点以温补脾阳为主，泻下积滞为辅，温中寓通，寓攻下于温补之中，只有使脾阳恢复，则寒凝皆散，再助以硝黄泻下之力。以往曾治疗数十例此类患者，初始皆用温盐水灌肠治疗，只排出灌入的液体而不见粪便，使肠内冷结更坚、体虚更甚，而应用本方治疗，一般3～5剂即可显效。

考：温脾汤（除本方外，尚有数方）

（1）《千金要方·卷十五》，治疗积久冷热赤白痢。

【药物组成】大黄、桂心、附子、干姜、人参。

（2）《千金要方·卷十三》，治疗腹痛，脐下绞结，绕脐不止。

【药物组成】当归、干姜、附子、人参、芒硝、大黄、甘草。

（3）《千金要方·卷十八》，治疗食饱而咳者。

【药物组成】甘草、大枣。

（4）《普济本事方·卷四》，治疗痼冷在肠胃间，连年腹痛泄泻，休作无时，服诸热药无效，宜煎取之，然后调治易瘥，不可谓虚以养病也。

【药物组成】厚朴、干姜、甘草、桂心、附子、大黄。

（5）《外台秘要·卷十六》，治疗脾气不足，水谷下利，腹痛，食不消。亦可以随症选用，治疗冷积便秘。

【药物组成】半夏、干姜、赤石脂、白石脂、厚朴、桂心、当归、川芎、附子、甘草、人参。

6. 逍遥散治疗焦虑抑郁症案

【方剂来源】《太平惠民和剂局方》。

【方证条言】逍遥散治血虚劳倦，五心烦热，肢体疼痛，头目昏重，心忪颊赤，口燥咽干，发热，盗汗，减食嗜卧，及血热相搏，月水不调，其腹胀痛，寒热如疟，又疗室女血弱阴虚，荣卫不和，痰嗽，潮热，机体羸瘦，渐成骨蒸。

【辨证要点】两胁作痛，头痛目眩，口干咽燥，神疲食少，或月经不调，乳房作胀，舌淡红，脉弦而虚。证属肝郁血虚。

【药用】当归、茯苓、白芍、白术、柴胡各30g，甘草16g，薄荷、煨生姜少许。共为散，每服6～9g，水煎服。

【方解】柴胡疏肝解郁，当归、芍药养血柔肝，三药合用，为方中之主药；白术、茯苓补中调脾，又配煨姜温中散寒，以复脾之健运之功，故以三药为辅助药；加入少许薄荷为佐药，以助柴胡疏散条达；炙甘草调和诸药，为使。诸药合用，肝郁得解，血虚得养，脾虚得补，诸症自愈。

【临证验案】逍遥散可治疗因肝郁气滞、血虚脾弱所导致的抑郁、焦虑等病，相当于现代医学的神经官能症。如曾治疗左某，女，45岁，于1997年5月5日就诊。主诉半月来心神不宁，五心烦热，焦躁抑郁，胸胁胀痛，头晕目眩，口苦咽干，干呕欲吐，失眠健忘，月经紊乱，经前乳房胀痛，舌质红、苔白，脉弦而虚。证属肝郁血虚。治宜疏肝解郁，养血柔肝。方用逍遥散加味：柴胡15g，当归15g，白芍15g，茯苓15g，白术15g，炮姜10g，薄荷10g，郁金15g，百合30g，牡蛎30g，莲子心10g，甘草10g，大枣10枚。每日1剂，水煎，分2次温服。服药10剂后，胸胁胀痛消失，余症亦有明显改善，偶有心烦，月经来潮，经色、量基本正常。再予上方5剂后，除稍有口苦咽干外，基本恢复正常。停服中药，嘱患者正处更年期阶段，要保持心情舒畅，生活规律，饮食清淡，并经常用小麦、大枣煮粥饮食，注重生活调理。

本方可以治疗神经衰弱类疾病，以调和肝脾为主，无论男女，凡属肝郁血虚、脾胃不和，皆可以本方化裁治疗。

7. 痛泻要方治疗慢性肠炎案

【方剂来源】《景岳全书·卷二十四》。

【**方证条言**】泄泻之暴病者，或为饮食所伤，或为时气所犯，无不由于口腹，必各有所因，宜察其因而治之……因湿滞者，宜平胃散、胃苓汤或白术芍药散以燥之痢之。

【**辨证要点**】腹泻腹痛，得泻痛减，反复发作，舌苔薄白，脉弦而缓，证属肝旺脾虚。

【**药用**】炒白术 90g，炒白芍 60g，陈皮 45g，防风 30g。共作丸剂、散剂，亦可作水煎服，用量按原方比例酌减。

【**方解**】白术健脾燥湿，肝脾两病，脾虚肝旺，培土同时必须抑木，故配白芍调肝缓急而止痛，共为主药；肝郁气滞，脾虚湿蕴，脾气不和，故配陈皮芳香和中而化湿，助白术健脾祛湿，并用味辛性温入肝经的防风，助白术、白芍疏肝舒脾，共为佐使药。四药相配，补中寓泻，泻肝补脾，调和气机，则痛泻可止。

【**临证验案**】痛泻药方可治疗腹痛腹泻，得泻痛减，反复发作，多见于过敏性肠炎、肠易激综合征之类的疾病。如曾治疗杨某，男，45 岁，于 1998 年 3 月 6 日就诊。主诉腹痛腹泻反复发作，近期因情绪不稳而发作，症见腹痛即泻，泻后痛减，日泻数次，舌质红、苔白，脉细数。证属肝旺脾虚。治宜疏肝健脾，即扶土抑木。方用痛泻药方：炒白术 15g，炒白芍 15g，陈皮 10g，防风 10g。每日 1 剂，水煎，分 2 次温服。服药 1 剂痛泻即减轻，服药 5 剂后，痛泻消失。嘱患者避免情绪不稳，饮食清淡易消化，防止病情复发。

本方证为肝郁脾虚，治疗本应用柴胡疏肝，但因柴胡性燥，无止泻之功，而防风能散肝且性润，故用防风散肝止痛。在日常诊治中，此类患者较多，因肝郁脾虚所致者，皆可用痛泻药方治疗。

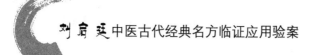

8. 犀黄丸治疗多发性深部脓肿案

【方剂来源】《外科全生集》。

【方证条言】治乳岩横痃、瘰疬、痰核、流注、肺痈、小肠痈等症。

【辨证要点】乳腺肿瘤、急慢性淋巴结肿大、淋巴结核、慢性肺脓疡、慢性阑尾炎等。证属痰火壅滞，气血凝塞。

【药用】犀黄 1g，麝香 4.5g，乳香、没药（去油）各 30g，黄米饭 30g，共和为丸，每服 9g。

【方解】牛黄为主药，清热解毒、豁痰散结、善治痈肿疮毒；辅以麝香辛温芳香，通行十二经，辛散温通、活血散结，善治痈肿疮毒，牛黄与麝香配合，则牛黄得麝香之助，化痰散结之功更著，麝香得牛黄之合，则辛温走窜，消肿溃脓，而无助燃火毒之弊，寒温相合，相须为用；佐以乳香、没药活血祛瘀，消肿定痛，二药均气香走窜，助牛黄行血散瘀，又能消肿生肌，对气滞血瘀之痈肿尤为适宜；又以黄米饭为丸，调养胃气，令其攻邪不伤正气。稍加陈酒，行气活血，以助药势为使药。诸药合用，热毒得清，气行血畅，痰化肿散。

【临证验案】犀黄丸为外科名方，现在多用于治疗各类肿瘤性疾病。如曾用此方治疗流注一例，王某，男，18岁，于1976年就诊。其母代述，患儿自幼瘦弱，四肢经常出现无名原因的肿块，局部漫肿、压痛，积久肿块增大，需要外科手术切开可引流淡黄色脓液，数日可愈。几个月后其他部位又会出现上述症状，仍需切口引流治疗。如此反复，一年内留下四处刀口。刻诊见患者形体消瘦，性情急躁，嗜食油腻食品，面色潮红，舌质红、苔黄厚，脉弦滑。证属痰火壅滞，气血凝涩。治宜清热解毒，化痰散结，活血散瘀。方用犀黄丸：牛黄 1g，麝香5g，乳香15g，没药15g，黄黏米15g（煮熟）。前4味研细为末，与黄米饭混合搅匀，做成药丸如豆粒大小，每次3g，日服2次，1剂中药可服用8天。连续服用2剂后，肿块未再发作。又予上方1剂，依上法服用。1个月后再诊，患者情绪基本稳定，主食增加而肉食减少，体力、体质、体重均有增加，病未再发，至今身体健康。

流注一证与现代医学的多发性深部脓肿相似，多发于四肢肌肉丰厚之处，初起漫肿稍痛，皮色如常，发生部位不固定，呈游走性发生，此起彼伏，多因夏秋感受暑湿，继而复感外寒，寒邪束表，阻于肌肉之间而成，故用清热解毒、化痰散结、活血化瘀之法有效。

9.四妙勇安汤治疗脱骨疽案

【方剂来源】《验方新编》。

【方证条言】脱骨疽，此病生于手足各指（趾），或生指（趾）头，或生指节、指缝，初生或白色痛急，或如粟米起一黄泡，其皮或如煮熟红枣，黑色不退，久则溃烂，节节脱落，延至手足背，腐烂黑线，痛不可忍。古方有截去指头一法，断不可用。宜用顶大甘草，研及细末，用香麻油调敷，要敷极厚，一日一换，不可间断，忌食发物，不出十日必愈。再用金银花、玄参各三两，当归二两，甘草一两，水煎服，一连十剂，永无后患。药味不可减少，减则不效，并忌抓擦为要。

【辨证要点】脱疽，症见患处暗红，微热微肿，痛甚，烦热口渴，或则溃烂，脓水淋沥，舌红，脉数。证属火毒蕴结，气血凝滞。

【药用】金银花、玄参各30g，当归15g，甘草10g。水煎，分两次温服。

【方解】方中金银花清热解毒为主药；辅以当归活血养血；玄参清热滋阴，泻火解毒，软坚散结，以助金银花解热毒，合当归以和营血；甘草生用，助其泻火解毒，为佐使药。配金银花，以增强清热解毒之功。药仅四味，量大力宏，共奏清热解毒、活血止痛之功。

【临证验案】四妙勇安汤是中医外科治疗疮、痈、肿、毒等疾病的常用方剂，尤其适用于溃烂以及热毒壅盛而阴血耗伤脱疽者。现代医学中常用于血栓闭塞性脉管炎，或者由其他原因引起的血管栓塞病变属于热毒壅盛者。如曾治疗李某，男，46岁，于1998年6月5日就诊。患者素有糖尿病十余年，血糖维持在18mmol/L，仅有轻微的口干渴，其他症状不明显，因患者从事肉类熟食熏烤加工，生意繁忙，自觉体力旺盛，从不把自己当病人对待，每日膏粱厚味、水酒不断，所以血糖居高不下。近半月来自觉口干舌燥加重，双下肢肿胀疼痛，夜间痛甚难以入睡，双足趾出现肿胀溃破，右足为甚，因溃破流水而非常痛苦，西医诊断为糖尿病足，按感染使用抗生素等药物治疗，局部溃破愈加严重，医生告知要有思想准备，建议必要时需手术截肢控制感染。患者惧怕手术，邀余诊治。刻诊见患者情绪激动，身热烦乱，口干而渴，双脚趾溃烂流脓，舌红，苔黄欠润，脉数。证属火毒蕴结，气血凝滞。治宜清热解毒，活血止痛，化瘀散结。方用四妙勇安汤：金银花90g，玄参90g，当归60g，甘草30g。每日1剂，水煎，分2次温服。另用甘草500g，研细末备用。将药渣再次煎煮后洗浴双足，然后用香油调甘草粉敷患处。5天后复诊，自觉红肿减轻，溃破处流液减少，口干舌燥亦较前略有改善，仍觉胀痛较重，唯使用局部外敷药物可使胀痛暂时好转，嘱其配合生活调理，合理控制饮食，血糖降至15mmol/L。上方连续服用30余剂，配合胰岛素治疗，血糖控制在 10mmol/L，双脚趾肿胀消失，溃烂处流水消失，溃疡面逐渐愈合，口干舌燥明显改善，但足趾坏疽部位潮红，触之痛甚，停用口服药，单纯使用外用药物，保护局部创口，以利早期修复。

本例脱疽病因为火毒内蕴，血行不畅，气血凝滞，瘀阻筋脉所致。血行不畅，筋脉瘀阻，则见患处红肿；凝滞不通则痛；火毒内郁，气血凝滞，经脉不通，趾端失其营养，热郁肉腐，则见趾端溃烂。故以清热解毒、活血通络、消肿止痛为法。特别是甘草、香油外敷，使局部清润，濡养筋脉，促进痊愈。本方是治疗热性脱疽的有效方剂，阴寒证及气血两虚证坏疽不宜使用本方。

10. 导赤散治疗小儿尿路感染案

【方剂来源】《小儿药证直诀》。

【方证条言】治小儿心热，视其睡，口中气温，或合面睡，及上窜切牙，皆心热也。心气热，则心胸亦热，欲言不能，而有就冷之意，故合面睡。

【辨证要点】口渴、面赤，心胸烦热，渴欲冷饮，口舌生疮，小便赤涩、刺痛，舌红，脉数。证属心经有热。

【药用】生地黄、甘草、木通各等分，共为细末，每次9g，水 1 盏，与竹叶同煎。食后温服。

【方解】生地黄清心经热，木通上能入心清热，下能通利小肠，皆为主药；淡竹叶清心除烦，引热下行，为辅药；甘草清热解毒，调和诸药，为使药。四药合用，利水而不伤阴，泻火而不伐胃，滋阴而不恋邪。

【临证验案】导赤散为清热剂，具有清脏腑热、清心养阴、利水通淋之功。主治心经火热证。临床常用于治疗口腔炎、鹅口疮、小儿夜啼等心经有热者，亦可用于治疗因湿热下注引起的急性尿急、尿频、尿血等症，相当于现代医学的泌尿系感染。如曾治疗王某，女，8岁，于2015年4月5日就诊。其母代述，患儿经常口舌生疮，夜间躁扰难睡，近期出现小便短少赤黄而痛，哭闹无常，刻诊见患儿形体瘦小，舌红，苔黄，脉细数。证属心热下移小肠。治宜清心利尿。方用导赤散加味：生地黄10g，木通6g，甘草6g，淡竹叶10g，灯心草2g。每日1剂，水煎，分多次频频温服。服药3剂后，上症皆有好转，又服3剂，诸症消失，睡眠安宁。嘱家长避免进食油炸及膨化食品，饮食宜清淡。

本病由心经有热下移小肠所致，心主神明，而位于胸中，心经有热，神明必扰，故躁扰难眠；心火上炎，灼伤津液，火邪熏蒸于上，故见口舌生疮；心与小肠相表里，心热下移则小肠亦热，故有尿赤、灼热、涩痛之感。故用导赤散有效。此方无论男女老幼，有此症者皆可使用。

11. 左金丸治疗慢性胃炎之嘈杂吞酸

【方剂来源】《丹溪心法》。

【方证条言】治肝火，一名回命丸。

【辨证要点】胁肋疼痛，嗳气吞酸，胃中嘈杂不适，甚至胃气上逆而呕，口苦咽干，舌红，苔黄，脉弦。证属肝经郁热。

【药用】黄连180g，吴茱萸30g。研细末，水丸，或蒸饼丸，白汤送服，每次50丸。

【方解】黄连清泄肝火，又能清胃热，还能治心热；吴茱萸既能制酸又能治寒，二药辛开苦降，寒热并用，肝胃同治，标本兼顾，相反相成，泻火而不致凉遏，温通而不助热，肝火得清，胃气得降，则诸症自愈。

12. 金铃子散治疗慢性胃炎之胃脘痛

【方剂来源】《素问病机气宜保命集》。

【方证条言】诸心痛者，皆少阴厥气上冲也。有热厥心痛者，身热足寒，痛甚则烦躁而吐，额自汗出，知为热也，其脉洪大，当灸太溪及昆仑，谓表里俱泻之，是谓热病汗不出，引热下行，表汗通身而出者，愈也，灸毕服金铃子散……治热厥心痛，或发或止，久不愈者，当用金铃子散。

【辨证要点】胸腹胁肋疼痛，或痛经，或疝痛，时发时止，烦躁不安，食热则痛增，舌红苔黄，脉弦或数。证属肝郁气滞，气郁化火。

【药用】金铃子、延胡索各30g。为末，每服9g，酒调服。

【方解】金铃子清热行气，泄气分之热而止痛，为主药；延胡索能行血中之气滞、气中血滞，增强金铃子的止痛之效，为佐使药。二药相配，其效益彰。

13. 二陈汤治疗慢性胃炎之脘痞案

【方剂来源】《太平惠民和剂局方》。

【方证条言】治痰饮为患，或呕吐恶心，或头眩心悸，或中脘不快，或发为寒热，皆因食生冷，脾胃不和。

【辨证要点】咳嗽痰多、色白，胸膈胀满，恶心呕吐，头晕心悸，舌苔白润，脉滑。证属湿困脾阳，运化失职。

【药用】半夏9g，橘红9g，茯苓6g，甘草3g。加生姜5片，乌梅1个，水煎服。

【方解】半夏燥湿祛痰、降逆止呕，为主药；辅以橘红理气燥湿，芳香醒脾；茯苓淡能渗湿，使湿从小便而去，生姜降逆化痰，一则取其制半夏之毒，一则取其助半夏、橘红行气消痰，加入少量乌梅，收敛肺气，与半夏相伍，散中有收，使痰去而肺气不伤，以上均为佐使药；甘草调和诸药，为使药，且助茯苓健脾和中，使中气健运，则湿自化，湿自化，则痰无有生；甘草与乌梅同用，酸甘化阴，又可兼治半夏、橘红燥散之性。

【临证验案】左金丸、金铃子散、二陈汤，为治疗慢性胃炎的有效方剂。因为慢性胃炎是一个综合性疾病，与肝、脾、胃三脏功能失调有关，多因情绪失调、饮食饥饱、生冷无常引起胃黏膜损伤，表现为胃脘灼热嘈杂，泛酸，胁肋胀痛，恶心欲吐。笔者根据上述症状，及慢性胃炎的病理变化，拟定了一首具有综合作用通治慢性胃炎的有效方剂。通治方组成：蒲公英30g，川芎15g，党参20g，黄连10g，吴茱萸6g，茯苓30g，半夏15g，陈皮15g，延胡索30g，川楝子5g，海螵蛸30g，生姜3片。然后再根据胃镜检查所提供的胃黏膜病变性质的不同，选用针对性强的有效药物，如反流性胃炎，在上方的基础上加姜厚朴、紫苏梗；糜烂性胃炎加白及、没药；萎缩性胃炎加石斛、麦冬、知母。水煎，分4次饭前和睡前温服。饭前服用，药物可以直达病所，一般服用10～15剂效果最为明显。用此方治疗数百例，取效快，疗效佳。

由于本病容易复发，且皆与情绪饮食有关，故需注重规范生活行为，调畅情志，饮食有常。药以蒲公英、川芎、党参清胃化瘀、益气健脾，以保护胃黏膜；以左金丸寒热并用，调和阴阳，可消除嘈杂吞酸；用二陈汤下气消胀，调治恶心欲吐之候；金铃子散舒肝止痛；海螵蛸、生姜制酸以调和酸碱度。如伴有胆汁反流，加姜厚朴、紫苏梗，引气下行；伴有糜烂者，加白及、没药，止痛敛疮；对萎缩性胃炎者，多属于胃阴虚，则加石斛、麦冬、知母，以养阴益胃。

因为胃炎是一个综合性疾病，必须根据不同的证候特点，辨证用药，才能取得好的效果。

14. 泻黄散治疗唇炎案

【方剂来源】《小儿药证直诀》。

【方证条言】又名泻脾散，治脾热弄舌。

【药用】藿香21g，山栀子仁3g，石膏15g，甘草90g，防风120g。同蜜微炒香，为细末，每服9g，水煎服。

【辨证要点】口疮口臭，烦渴易饥，口燥唇干，舌红，脉数，及小儿脾热弄舌症。证属脾胃伏火。

【方解】石膏辛甘而寒，凉而能散，直入脾胃以清解伏火，栀子体轻性寒，清上彻下，利三焦而使热从小便出，又能入心清热以除寒，为心脾两清法，故二药共为主药；辅以防风疏散脾经伏火，上下分消，主辅相济，可使内郁之火得解，上炎之火得散；藿香用叶取其芳香发散，以助防风疏散脾火，又芳香悦脾，理气和中，振复脾胃之极，为佐药；然火性甚急，既不可骤降，亦不可速升，故用甘草甘以缓之，且有泻火解毒、调药和中之功，为使药。

【临证验案】泻黄散治疗因脾胃伏火所致的唇炎、口疮、牙宣出血及小儿弄舌等疾病，效果非常明显。如曾治疗王某，男，18岁，于2001年6月12日就诊。主诉平时口干舌燥，尤其唇部干裂出血，局部瘙痒，破溃流黄水，1个月前病情复发，伴心烦意乱，小便赤黄，大便干结，舌质绛红，苔稍黄欠润，脉细数。证属脾胃伏火内郁。治宜泻火解毒。方用泻黄散加味：石膏30g，栀子10g，广藿香20g，防风30g，甘草

30g，大黄5g，淡竹叶10g。每日1剂，水煎，分4次温服。局部用旺鸡蛋之凤凰衣敷贴。服药治疗5天后，口舌干燥、心情烦乱略有改善，口唇痛胀、瘙痒、流水明显减轻，小便清长，大便通畅。治疗有效，上方继服。又5天后再诊，情绪稳定，口湿舌润，溃疡面渐愈合，痒痛消失，为巩固疗效，上方又予5剂，局部仍用旺蛋之凤凰衣外敷，以润养口唇。经上法治疗半月，唇部基本恢复正常，后嘱患者饮食清淡，多吃新鲜蔬菜和水果，多喝水，稳定情绪。

本方所治之症病因为脾胃伏热，脾开窍于口，其华在唇，《素问·六节脏象论》云："若脾胃中有伏热，熏蒸于上，口唇生疮。"火热内扰，则烦；脾热伤津，其外不荣，则口燥唇干；脾与胃相表里，脾热则胃亦热，胃火熏灼，秽气上冲，则口舌生疮。其治疗用药妙在药物搭配，在石膏、栀子清脾胃伏热之时，又辅以防风疏散脾经风热，上下分消，因势利导，深合《黄帝内经》"火郁发之"之法；配以广藿香，取其芳香发散，以助防风疏散脾火，以芳香悦脾，理气和中，而振复脾胃之机；甘草和中解毒；再加用大黄通腑泻火解毒，淡竹叶清心泻火。另用旺蛋之凤凰衣血肉有情之品，具有生肌祛腐敛疮之功，有利于局部疮面的早日康复。

15. 六一散治疗暑湿外感案

【方剂来源】《黄帝素问宣明论方》。

【方证条言】益元散，治身热，吐痢泄泻，肠澼下痢赤白，癃闭淋痛。利小便，偏主石淋，肠胃中积聚寒热，宣积气，通九窍六腑，生津液，去留结，消蓄水，止渴宽中，除烦热心躁，腹胀痛闷。补益五脏，大养脾肾之气，理内伤阴痿，定魂定魄，补五劳七伤，一切虚损。主痫痓惊悸，健忘，止烦满短气，脏伤咳嗽，饮食不下，肌肉疼痛，并口疮牙齿疳蚀，明耳目，壮筋骨，通经脉，和血气，消水谷，保元真，解百药酒食邪毒，耐劳役饥渴，宣热，辟中外诸邪所伤。久服强志，轻身注颜延寿，及解，中暑伤寒疫疠，饥饱劳损，忧愁思虑，恚怒惊恐传染，并汗后遗热劳复诸疾，并解两感伤寒，能令遍身结滞，宣通气和而愈。及妇人下乳催生，产后损益血衰，阴虚热甚，一切热证，兼吹奶乳痈，此神验之仙药也。惟孕妇不宜服，滑胎也。

【辨证要点】身热汗出、口渴心烦、小便短赤属暑湿者，或呕吐泄泻；亦治膀胱湿热所致的小便赤涩淋痛，以及砂淋等。证属感受暑湿之邪。

【药用】滑石 30g，甘草 5g。水煎服。

【方解】滑石味淡性寒，质重而滑，淡能渗湿，寒能清热，重能下降，滑能利窍，故能上清水源，下利膀胱水道，除三焦内蕴之湿热，使热从小便而出，以解除暑湿邪气而致心烦、口渴、尿涩淋痛之症；甘草甘平，生用凉而泻火，又得中和之性，有调补之功，能泻火和中，且能缓和滑石的寒滑之性，为佐使药。二药合用，使表里三焦暑湿之邪从下焦渗泄，热、渴、淋、泻诸症随之而解。

【临证验案】六一散为治疗暑湿及湿热壅滞所致小便不利的基础方，临床以身热烦渴、小便不利为辨证要点。如曾治疗邵某，男，35 岁，于 2012 年 7 月 28 日就诊。因室外高温劳作，复受风雨袭击，返家后自觉身热心烦，口干舌燥，头昏倦乏，小便短赤涩痛，舌质红、尖赤、苔薄黄，脉细数。证属暑湿伤阴。治宜清热利湿。方用六一散：滑石 60g，甘草 10g。水煎，分 4 次温服，4 小时服药 1 次，连服 3 剂病告愈。

本证伤于暑湿，如《素问·五运行大论》所云："其在天为热，在地为火，其性为暑。"暑为热邪，伤于暑，故身热；热扰于心，故心烦；暑热伤津，故口渴；夏暑多湿，湿热阻遏三焦，下注膀胱，故小便不利、赤涩疼痛。方选六一散清利暑湿。本方亦可以配用西瓜翠衣、淡竹叶、丝瓜络，以助通络清热。

16. 参附汤治疗厥逆案

【方剂来源】《校注妇人良方》。

【方证条言】治阳气虚寒，自汗恶寒，或手足逆冷，大便自利，或脐腹疼痛，呃逆不食，或汗多发痉。

【辨证要点】手足厥逆，出汗，呼吸微弱，脉微。证属元气大亏，阳气暴脱。

【药用】人参 12g，附子 9g。水煎服。

【方解】重用人参大补元气，配以大辛大热之附子，温补元阳。肾为先天之本，元阳之根，附子通十二经，辅以人参，使其补气之力更宏。二药配合，药专效宏，作用迅捷。

【临证验案】参附汤为竣补阳气的名方，可治疗阳虚暴脱、血脱亡阳之虚脱证，在二十世纪六七十年代应用较为广泛，笔者治疗此类患者数十例效果较好，举一例为案。陈某，男，83 岁，于 1975 年 12 月 15 日就诊。患者患有冠心病、脑梗死、肺气肿等多种慢性疾病，长期住院治疗，卧床不起，近半月来出现四肢厥冷，神识不清，呼吸微弱，食饮不进，尿少便溏，医生告知病情危重，随时都有生命危险，家人不愿放弃治疗，特邀余会诊。刻诊见患者面色苍白，神识模糊，呼吸微弱，四肢发凉，舌淡、苔白，脉沉细有根。急予参附汤：人参 15g，附子 10g。水煎，分多次灌服。次日午后家人告知，患者服药后似有意识，晨起进食少量米粥，并可徐徐饮水，家人观之有效，又取药 3 剂，仍分多次灌服，患者意识逐渐清晰，欲与亲人交流，有进食欲望，四肢渐温，大便仍见溏稀。上方又服 5 剂后，患者病情基本稳定，出院回家调养，并继续服用本方。此方先后间断服用 50 余剂，患者活动自如，生活自理，嘱家人加强营养，适量进食高蛋白饮食如牛羊肉、海参等。

此案主要由于患者年事已高，体质虚弱，长期卧床，营养失调，加之长期用药，经常汗出淋漓，导致元气亏虚，阳气暴脱，脏腑功能极度衰竭，以致出现神识不清、四肢厥逆、食饮难进、便溏失禁。余认为病情虽然危重，但脉尚有根，仍有生机希望，急用参附汤回阳救逆。采取少量连续服药，保持昼夜不间断，使阳气渐复，元气渐充，然后再辅以饮食调养，脏腑功能得以逐渐恢复。实践证明，益气壮阳之品可以使各功能衰竭之脏腑恢复，此可做临床参考。

另外，参附汤和四逆汤都是回阳救逆的，区别在于四逆汤是附子、干姜、甘草，主要是治疗脾胃阳虚，阳虽衰而气未脱，故方以附子、干姜同用；而参附汤是病及心肾阳衰气脱，证情重笃，故以人参、附子相配，辨证要点是手足厥逆，呼吸微弱，汗出脉微。凡大病虚极欲脱，产后或经行暴崩，痈疡久溃及手术等致血脱亡阳者，均可用参附汤救治。所谓"血脱益气"即是指此。用参附汤回阳固脱，一般不能用党参代替人参。如人参无法取得，必须用大剂量党参代替。

17. 阳和汤治疗骨膜炎案

【**方剂来源**】《外科证治全生集》。

【**方证条言**】阳和汤，治鹤膝风，贴骨疽，及一切阴疽，如治乳癖乳岩，加土贝五钱。

【**药用**】熟地黄 30g，白芥子 6g，鹿角胶 9g，肉桂 3g，姜炭 2g，麻黄 2g，甘草 3g。水煎服。

【辨证要点】一切阴疽、贴骨疽，流注、鹤膝风等属于阴寒之症。症见局部漫肿无头，皮色不变，不热，舌淡苔白，口不渴，脉沉细或迟细。证属内寒血虚，寒凝气滞。

【方解】重用熟地黄温补营血，鹿角胶生津补髓，养血助阳，强壮筋骨为辅，二药相伍，于大补阴血之中寓阴中求阳之意；用姜炭、肉桂、麻黄、白芥子等温热药为佐，姜炭、肉桂散寒温经，二药均入血分，可引熟地黄、鹿角胶直达病所，姜又入脾，脾主肌肉，故二药温经通脉，使经络、血脉、肌肉得温，而寒自除；麻黄辛温宣散，可发越阳气，以驱散在皮表之寒邪；白芥子祛痰除湿，麻黄与白芥子合用，能使气血宣通，使熟地黄、鹿角胶之滋腻之品补而不滞；甘草为使，解脓毒而调诸药。

【临证验案】阳和汤是治疗外科阴性疮疡的著名方剂，可用于现代医学的骨结核、腹膜结核、慢性骨髓炎、骨膜炎等疾病。笔者用此方治疗骨膜炎一例，效果显著。徐某，女，54岁，于1998年12月2日就诊。主诉右下肢小腿酸软沉重，活动受限，局部漫肿紧束，皮肤灰白板硬、发凉，伴体倦乏力懒动，食欲不振，舌质淡、苔白，脉沉细。外科诊断为骨膜炎，建议配合服用中药治疗。证属寒凝痰阻，气血壅滞。治宜温阳补血，散寒通滞。方用阳和汤加味：熟地黄30g，鹿角胶15g，麻黄2g，肉桂10g，炮姜30g，白芥子30g，当归30g，川芎15g，白芍15g，甘草10g。每日1剂，水煎，分2次温服。服药5剂后，腿酸沉重、乏力略有改善，但局部症状未见改善，仍活动受限，纳食不馨，予上方加黄芪30g、人参15g、炒白术15g、木瓜30g。取药10剂，水煎服，日1剂。10天后再诊，自觉体力渐增，肢温渐加，食欲渐进，局部酸胀紧束感减轻，肤色转润，后又间断服药20余剂，除局部稍有酸胀感外，身体基本恢复正常。嘱患者增加饮食营养，注意患肢保暖，避免外伤。

由于人体正气（阴阳气血）盛衰强弱的不同，故六淫之邪侵入人体后有热化和寒化之不同。阴疽多由于素体阳虚、血虚、气虚，邪气侵袭后容易从寒化之，从本例说明，由于素体营血虚弱，寒邪乘虚内侵，伏于经脉气血之中，寒则气收，寒性凝滞，故气血运行不畅，寒凝气滞，气血壅滞，而生阴疽。故治以温阳补血、散寒通滞，辅以益气固正之品治疗而病愈。本方用麻黄仅发越阳气的作用，注意与熟地黄用量比例应按原方标准，必须在阴液充足的基础上使用少量麻黄，否则阳虚之时阴必亦虚，阳气鼓动外越则寒更盛。

18.四君子汤治疗小儿消化不良案

【方剂来源】《太平惠民和剂局方》。

【方证条言】治荣卫气虚，脏腑怯弱，心腹胀满，全不思食，肠鸣泄泻，呕哕吐逆。

【辨证要点】食欲不振，饮食减少，呕哕吐逆，大便溏软，或肠鸣腹泻，四肢无力，面色萎黄，声音低微，舌质淡，苔薄白，脉虚无力。证属脾胃气虚，受纳健运机能障碍。

【药用】人参12g，茯苓9g，白术9g，甘草5g。水煎服。

【方解】人参为主药，大补脾胃之气，脾虚不运，则易生湿，故辅以甘苦温之白术，燥湿实脾，茯苓甘淡而平，入心脾肺三经，起渗湿健脾、和胃益肺作用。脾喜燥恶湿，今得白术苦温燥湿，促进脾胃运化水湿的功能，而茯苓之淡渗祛湿益脾，使湿从小便而去，两药相须为用，相得益彰，则湿不内生，脾不为湿所困，功能乃易于恢复。炙甘草甘温益脾，补脾调胃。四药合用，则有益气补中、健脾养胃之功。

【临证验案】四君子汤是治疗脾胃虚弱的基础方剂，临床见证较多，均用四君子加味治疗，起到较好的临床效果。今举一例为验，王某，男，6岁，于2018年5月就诊。其母代述，患儿自幼身体虚弱，偏食严重，感凉即现腹痛腹泻等症状，食欲不振，饮食减少，大便溏稀，四肢无力，面色苍白，声音低微，舌淡苔白，脉虚软无力，西医诊为慢性消化不良，对症治疗效果不明显。中医辨证为脾胃虚弱，脾失健运。治宜益气补中，健脾养胃。方用四君子汤加味治疗：人参15g，炒白术10g，茯苓10g，甘草10g，砂仁5g，广木香10g，生姜3片。水煎服，日分3次温服。5剂服完后，患儿精神及食欲好转，时有干呕，大便稍稀，继予上方煎服10剂，纳食、大便均明显好转。前后服用30余剂，患儿体质改善，恢复健康。嘱家属调整患儿饮食结构，合理饮食。

凡气虚者，补之以甘，甘温益胃，有健运之功，故参、术、苓、草为君子，药虽四味，皆平和之品，不热不燥，平补不峻，以益气补中，健脾养胃，并加以砂仁、木香收涩调气，而司病愈。

19. 参苓白术散治疗虚寒泄泻案

【方剂来源】《太平惠民和剂局方》。

【方证条言】治脾胃虚弱，饮食不进，多困少力，中满痞噎，心忪气喘，呕吐泄泻，及伤寒咳嗽，此药中和不热，久服养气育神，醒脾悦色，顺正辟邪。

【辨证要点】饮食减少，食后胃脘不舒，大便时溏时泻，水谷不化，倦怠无力，形体虚羸，面色萎黄，舌淡苔白，脉虚缓。证属胃气虚，受纳健运机能障碍。

【药用】人参、白术、茯苓、甘草、山药各 1000g，白扁豆 750g，莲子肉、薏苡仁、砂仁、桔梗各 500g。为细末，每服 6g。枣汤调下。小儿量按岁数加减，或为丸吞服，或水煎服。

【方解】以四君子汤益气健脾；加山药、白扁豆、薏苡仁、莲子肉补脾渗湿以止泄；砂仁行气化湿，补而不滞；桔梗宣开肺气，借肺之补津而滋养全身，并引补药补肺以防肺虚。

【临证验案】参苓白术散具有补脾胃、益肺气的作用，适宜于脾胃虚弱、消化不良、体虚及小儿营养不良的患者。如曾治疗徐某，男，45 岁，于 2016 年 10 月 5 日就诊。自述体弱多病，不耐寒劳，经常出现大便溏稀夹杂不消化食物的症状，近半月来便稀加重，日行数次，伴有食欲减退，时时恶心，脘腹痞胀隐疼不舒，倦怠无力尤著，体重下降，查见形体消瘦，面色萎黄，语声低微，舌淡苔白，脉虚缓。诊为虚寒泄泻。证属肺脾气亏，化生无源。治宜益气健脾，和胃消食。方以参苓白术散加味治疗：人参 15g，炒白术 15g，山药 15g，白扁豆 15g，莲子肉 15g，炒薏苡仁 15g，桔梗 15g，砂仁 5g，炮姜 30g，炒白芍 15g，防风 15g，炙甘草 10g。水煎服，分 3 次温服。服药 5 剂后，患者自感食欲好转，脘腹胀疼减轻，大便仍溏稀但次数明显减少，体力渐增。再服 10 剂，患者病情逐渐向好，食欲改善，大便不成型，动辄气喘乏力，遇凉则腹痛欲便，得温则舒。仍以前方巩固治疗，患者连续服药治疗 40 余天，身体恢复健康。嘱患者注意饮食调养，多食温和食品，加强体育锻炼。

综观全方，四君补中益气，茯苓、薏苡仁、白扁豆分利水湿，山药、莲子肉固肠健脾，补中有行，行中有止，清浊各行其道，药力平和，温而不燥，升降调和，呕吐泻利自然可愈，脾胃日渐强盛，饮食日渐增进，体力恢复，可望康复。再加炮姜、砂仁、防风、炒白芍以温中疏肝，缓和痛泻。

20. 补中益气汤治疗胃下垂案

【方剂来源】《脾胃论》。

【方证条言】若饮食失节，寒温不适，则脾胃乃伤；喜怒忧恐损耗元气。既脾胃气衰，元气不足，而心火独盛，心火者，阴火也，起于下焦，其系系于心，心不主令，相火代之；相火，下焦胞络之火，元气之贼也，火与元气不两立，一胜则一负。脾胃气虚，则下流于肾，阴火得以乘其土位。故脾证始得，则气高而喘，身热而烦，其脉洪大而头痛，或渴不止，其皮肤不任风寒而生寒热。盖阴火上冲，则气高而喘，为烦热，为头痛，为渴，而脉洪。脾胃之气下流，使谷气不得升浮，是春生之令不行，则无阳以护其营卫，则不任风寒，乃生寒热，此皆脾胃之气不足所致也。

然而，与外感风寒所得之证，颇同而实异。内伤脾胃，乃伤其气，外感风寒，乃伤其形，伤其外为有余，有余者泻之，伤其内为不足，不足者补之。内伤不足之病，苟误认作外感有余之病，而反泻之，则虚其虚也。实实虚虚，如此死者，医杀之耳！然则奈何？惟当以辛甘温之剂，补其中而升其阳，甘寒以泄其火则愈矣。经曰：劳者温之，损者温（益）之，又云，温能除大热，大忌苦寒之药损其脾胃。脾胃之证，始得则热中，今立治始得之证。

【辨证要点】身热无汗，头痛恶寒，喜热饮，少气懒言，或饮食无味，四肢乏力，舌质淡，苔白，脉虚无力。证属脾胃气虚。

【药用】黄芪15g，炙甘草5g，人参10g，当归10g，橘皮 6g，升麻 3g，柴胡 3g，白术 10g。水煎分 2 次服。

【方解】重用黄芪，补肺气，益中气，升清阳，故为主药；人参、炙甘草补脾益气，白术燥湿健脾，辅助黄芪成补中益气之功；佐以橘皮行气祛滞，醒脾和胃，补而不滞，当归养血调营；使以升麻、柴胡，升清举陷。

【临证验案】补中益气汤是金元四大家之一的补土派李东垣的代表方，其主治气虚发热，为甘温除热的代表方剂，因具有补益中气的作用，又被广泛应用于治疗因脏腑功能下降引起的胃下垂、脱肛、子宫下垂，及久泻久痢之症。如曾治疗金某，女，56 岁，于 2014 年 6 月 3 日就诊。主诉经常感觉体倦乏力，无食欲，纳食后胃脘痞满、下坠胀痛，大便溏稀，动则气喘。刻诊见形体偏瘦，面色萎黄，舌淡、苔白，脉虚缓。证属脾胃气虚，受纳健运机能障碍。治宜健脾和胃，益气升阳，渗湿止泻。方用补中益气汤加味：黄芪 30g，人参 15g，炒白术 15g，当归 15g，陈皮 15g，升麻 10g，柴胡 6g，炒鸡内金 30g，桂枝 10g，砂仁 6g，炙甘草 10g，生姜 3 片，大枣 5 枚。水煎，分 2 次温服。并嘱患者少食多餐，细嚼慢咽，饭后休息 30 分钟后再活动，并保持情绪稳定。上方连续服药 40 余剂，配合生活调理，自觉脘痞、下坠胀痛、便稀逐渐缓解，食欲改善，体重增加，恢复健康状态。此案患者素体虚弱，有慢性胃炎、胃下垂病史，脾胃功能运化失常，故经常出现脘痞、坠胀、纳差、便溏等症状，依据舌脉症候，给予补中益气汤健脾和胃，渗湿止泻，加桂枝通阳化气，鸡内金、砂仁健胃醒脾消食。诸药合用，益气健脾，升阳化气，以提高脾胃运化功能。

脾胃为后天之本，共聚中焦，通连上下，是升降出入的枢机。所谓升降出入，即脾胃运化水谷精微、化生血液的功能，以营养经络脏腑、皮毛筋肉、四肢百骸，并转化糟粕。一且因为饮食劳倦伤及脾胃，致中焦元气虚弱，生化无能，脏腑经络无所禀受而俱病。脾气虚弱，则水谷精微之清者不能出上窍，发腠理，实四肢；浊者，不能走五脏，归六腑，糟粕亦不能出下窍，使精者反成湿浊流于下。脾湿下流，清阳下陷，容易出现脏器脱垂、脱肛及久泻久痢、小便淋漓失禁等症，对于该类疾病，皆可使用补中益气汤治疗。

21. 归脾汤治疗失眠健忘案

【方剂来源】《严氏济生方》。

【方证条言】治思虑过度，劳伤心脾，健忘怔忡。

【辨证要点】心悸怔忡，健忘失眠，多梦易惊，发热体倦，面色萎黄，舌质淡，苔白，脉虚弱，以及妇女月经超前，量多色淡，或淋漓不止。证属心虑过度，劳伤心脾之心脾两虚。

【药用】黄芪 12g，白术 9g，茯苓 10g，龙眼肉 10g，酸枣仁 10g，人参 12g，木香 5g，炙甘草 5g，当归 10g，远志 10g，生姜 6g，大枣 3 枚。水煎服。

【方解】人参、黄芪、白术、茯苓、炙甘草益气补中，健脾养胃，脾胃运化功能振奋，则气血生化旺盛，心血充足，其神可安；龙眼肉甘温益心脾，补气血，能安神；当归配伍黄芪，为当归补血汤，能益气生血；木香辛温，行气而散滞，以解脾胃郁结之气而醒脾；远志安神益智而解郁；酸枣仁甘酸，宁心安神；佐以生姜、大枣和胃健脾，调和营卫，以资生化，则气旺而血充也。诸药相配，共奏益气补血、健脾养心之功。

【临证验案】归脾丸多用于治疗思虑过度、劳伤心脾引起的失眠多梦、心悸健忘、肢倦神疲，或因营血不足之眩晕、虚劳，或脾不统血所致的崩漏下血等疾病。如曾治疗张某，女，45 岁，于 2012 年 5 月 6 日就诊。主诉因半年来劳力过度，压力过大，睡眠不足，久之出现倦怠乏力，心慌气短，头晕健忘，失眠多梦，腰膝酸软，食欲不振，对工作和生活失去兴趣，查见面色萎黄，舌质淡、苔白，脉虚弱。证属心脾气虚。治宜益气补血，健脾养心。方用归脾汤加味：黄芪 30g，炒白术 15g，人参 15g，茯苓 15g，龙眼肉 20g，酸枣仁 30g，当归 30g，广木香 6g，炙远志 10g，百合 30g，牡蛎 30g，莲子心 10g，甘草 10g。每日 1 剂，水煎，分 2 次温服。服药 7 剂后，头晕倦怠、心慌气短、失眠健忘略有改善，仍觉体力不支，稍事活动易感疲劳，舌脉基本同前，又予原方继服。患者连续服药治疗月余，自觉症状逐渐减轻并消失，恢复正常工作。

该案患者为心脾两虚所致，因脾主运化，为后天之本，气血生化之源，主思而统血，心藏神而主血，《素问·调经论》云"有所劳倦，形气衰少，谷气不胜，劳则气耗"。过劳则元气损耗，而使脾气不足，运化无力，加之思虑过度，脾气郁结不解，运化之功更为低下；劳思久虑不得，暗耗心血，神失守舍，故而出现心悸怔忡、失眠多梦、头晕健忘等症状；脾主肌肉四肢，脾失健运，清阳不布，则倦怠乏力、纳食不馨。正如《素问·太阴阳明论》所云："今脾病不能为胃行其津液，四肢不得禀水谷之气，气日已衰，脉道不利，筋骨肌肉皆无气以生，故不用也。"面色萎黄、舌淡、脉细弱皆为气血亏虚之象。

另外，对于现代医学的神经衰弱、脑外伤综合征、功能失调性子宫出血、十二指肠溃疡出血、血小板减少性紫癜、贫血及再生障碍性贫血、月经不调等病，亦可选用本方。

22. 生脉散治疗神昏汗出不止案

【方剂来源】《内外伤辨惑论》。

【方证条言】圣人立法，夏月宜补者，补天真之元气，非补热气也，夏食寒者是也，故以人参之甘补气，麦门冬苦寒泄热补水之源，五味子之酸，清肃燥金，名曰生脉散。孙真人云：五月常服五味子，以补五脏之气，亦此意也。

【辨证要点】多汗，咽干，口燥，气短，懒言，口渴，形体倦惰，及久咳伤肺，干咳，脉虚数。证属气阴两虚。

【药用】人参 10g，麦冬 15g，五味子 6g。水煎服。

【方解】人参大补元气，固脱生津，安神；五味子敛肺生津，敛汗；麦冬化生阴液。三药合用，一补一清一敛，共具益气养阴、生津止渴、敛阴止汗之功，使气复津回，汗止阴存，气阴充与脉道，则其脉可复也。

【临证验案】生脉散是治疗热病后气阴津伤常用方剂。如曾治疗患者陈某，男，75 岁，于 1996 年 10 月 9 日会诊。因不明原因持续高热 40℃收入住院治疗，2 天后热退，但汗出不止，呈嗜睡状，特邀余会诊。刻诊见患者面色㿠白，呼吸微弱，精神萎靡不清，出汗较多，唇干舌燥，舌赤，苔少欠润，脉虚弱。证属气津两伤。治宜益气生津，敛阴止汗。方用生脉散加味：西洋参 30g，麦冬 30g，五味子 15g，黄芪 30g，黄精 30g，玉竹 30g，甘草 10g。每日 1 剂，水煎，分多次频频饮服。服药 4 剂后复诊，患者精神仍有恍惚，意识淡漠，出汗减少，口唇湿润，尿清。上方又服 4 剂后，患者精神逐渐转好，意识清醒，食欲增加，尿清便通。患者连续服用 30 余剂而病愈。

生脉散是祖国医学益心复脉优秀古方之一，具有强心、改善缺血心肌的合成和代谢的作用，可明显增强心肌收缩力和心搏出量，有利于冠状动脉的扩张，增加冠状动脉流量。该案患者因年老体衰，加之长期高热，复加汗出淋漓，津液大伤，气随津脱，神失守舍，而出现神识不清、津枯液竭之危象，故急用益气通阳、生津复脉之生脉散，方中加用黄芪、黄精、玉竹等，以增加益气滋阴之功用。

本方与参附汤、四逆汤在救急方面有所不同，参附汤主要用于阳气暴脱，以益气回阳为治法，多用于失血过多的病人；四逆汤主治阳气衰微，阴寒内盛，以回阳救逆为主，多用于久病虚弱的病人；生脉散主治因热气津两伤者，以益气生津为主，多用于热病后气津两伤的患者。

23. 六味地黄丸治疗肾虚腰痛案

【方剂来源】《小儿药证直诀》。

【方证条言】治肾怯失音，囟门不开，神不足，目中白睛多，面色㿠白等方。

【辨证要点】腰膝酸软，头晕目眩，耳鸣耳聋，盗汗遗精，消渴，骨蒸潮热，手足心热，牙齿动摇，小便淋漓，舌质红、苔白，脉沉细。证属肾阴不足。

【药用】熟地黄 24g，山药 12g，山萸肉 12g，泽泻 9g，茯苓 9g，牡丹皮 9g。研细末，炼蜜为丸，每次 6～9g，每日 2～3 次，温水或盐开水送下，亦可水煎服。

【方解】熟地黄甘温滋肾填精为主药；山药健脾补虚、滋精固肾，治诸虚百损，疗五劳气伤，山萸肉酸温养肝肾而涩精，二药为辅，合主药以滋肾阴、养肝血、益脾阴，而涩精止遗。由于肾阴亏虚，常导致虚火上炎，而肾浊不降，故配以泽泻甘寒，泄肾湿浊，茯苓甘、淡、平，淡渗脾湿，牡丹皮清泄肝火，互为佐使药。前三味药为补，三补治本，后三味药为泻，三泄治标。全方补泻结合，以补为主。

【临证验案】六味地黄丸是滋阴补肾的基础方剂，因其效果显著，而被后世称为开创了"滋阴大法"，其丸剂为非处方药，现代常用于治疗慢性肾炎、高血压、糖尿病、更年期综合征、甲状腺功能亢进等属于肾阴不足的患者。如曾治疗吉某，男，56 岁，于 1997 年 2 月 10 日就诊。主诉腰膝酸软无力，头晕目眩，耳鸣盗汗，四肢潮热，睡眠不宁，小便淋漓不畅，大便干结，舌质红、苔少，脉细数。证属肾阴不足，虚火扰神。治宜滋阴补肾，安神养心。方用六味地黄丸加味：熟地黄 20g，山药 15g，山萸肉 15g，茯苓 15g，牡丹皮 15g，泽泻 20g，百合 30g，牡蛎 30g，莲子心 10g。每日 1 剂，水煎，分 3 次温服。服药 10 剂后，酸软乏力明显减轻，头晕目眩、耳鸣盗汗、睡眠不宁略有改善，二便通畅，上方又连服 10 剂后，改服丸剂巩固，3 个月后自觉症状基本消失。

肾为先天之本，其元阴元阳为人身之根本，在正常情况下，阴阳互相生存制约，从而维持相对的动态平衡。《素问·生气通天论》云："阴平阳秘，精神乃治。"若房事不节，恣情纵欲，或其他原因导致真阴亏损，阴虚不能制阳，则阳气偏亢，形成阴虚火旺之证，治疗当以六味地黄丸滋补肾阴、清降虚火，加入百合、牡蛎、莲子心养心安神、镇静助眠。

附：六味地黄丸汤方的加减应用

（1）都气丸

【药用】六味地黄丸加五味子。

【功效】滋阴补肾，纳气平喘。

【主治】久病哮喘，肾气失常，平素气短，动则息促，腰酸肢软等。

（2）知柏地黄丸

【**药用**】六味地黄丸加知母、黄柏。

【**功效**】滋阴降火。

【**主治**】热结小便不利，腰痛骨蒸，两足心热，此肾与膀胱有热而小便不利。

（3）杞菊地黄丸

【**药用**】六味地黄丸加枸杞、菊花。

【**功效**】滋补肝肾。

【**主治**】肝肾不足之两目昏花，视物模糊，或苦涩眼痛，迎风流泪。

（4）麦味地黄丸

【**药用**】六味地黄丸加麦冬、五味子。

【**功效**】滋补肺肾。

【**主治**】阴虚劳损之咳嗽吐血，潮热盗汗，夜梦遗精。

（5）加味六味地黄丸

【**药用**】六味地黄丸加鹿茸、五加皮、麝香。

【**功效**】补肾益精、养血行滞。

【**主治**】小儿发育迟缓，面色不华，神疲无力，舌质淡，脉沉无力。

（6）明目地黄丸

【**药用**】六味地黄丸加柴胡、当归、五味子。

【**功效**】补肾养肝。

【**主治**】肝肾虚损之目暗不明。

（7）耳聋左慈丸

【**药用**】六味地黄丸加磁石、石菖蒲、五味子。

【**功效**】补肾益髓，潜阳聪耳。

【**主治**】耳鸣耳聋，兼治虚烦不眠，头晕目暗，腰膝酸软，遗精。

（8）桂附地黄丸

【药用】六味地黄丸加肉桂、附子。

【功效】温补肾阳。

【主治】肾阳不足之腰痛脚软，身半以下发凉，及阳虚体弱证候者。

24. 玉屏风散治疗小儿体虚易感

【方剂来源】《丹溪心法》。

【方证条言】治自汗。

【辨证要点】恶风自汗，面色㿠白，舌淡，苔白，脉浮虚软，及体虚易感风邪症。证属表虚卫阳不固。

【药用】黄芪180g，白术60g，防风60g。研末，每日2次，每次6～9g，开水送服，亦可水煎服。

【方解】黄芪甘温益气，大补脾肺为主；辅以白术健脾益气，固表止汗，两药合用，能补中以资气血之源，使脾胃健旺，肌表充实，则邪不易侵，汗亦不能外泄。防风走表而祛风邪，合黄芪、白术以益气散邪，且防风配黄芪一散表，一固表，二药合用，黄芪得防风则固表而不留邪，防风得黄芪则祛邪而不伤正。三药合用，实系补中有疏，散中寓补之意，既可用于卫气不固的自汗，亦可用于实表而御风邪，从而起到预防感冒的作用，宛如用屏风将人围起来，使人免遭风邪之袭，避免感冒发生。古人告诫，虚人易感风邪者，对玉屏风散当"珍如玉，倚如屏"。

【临证验案】玉屏风散具有益气固表、祛邪止汗之功，古人谓之为"玄府御风关键方"，无汗能发，有汗能止，功似桂枝汤而不燥，可用于气虚自汗，体虚感冒，也是治疗体虚感冒的基础方。笔者用此方加味治疗小儿常见疾病，取得良好的效果。如对小儿易感发热者，常用本方加小柴胡汤治疗，一般3～5剂即可痊愈；对小儿遇风易感者，用本方加甘草治疗，一般建议长期服用，可明显增强免疫力，预防感冒的发生；对小儿易感乳蛾肿大者，用本方加板蓝根、牛蒡子、甘草，一般连续服用3个月；对于小儿易感咳嗽患者，在本方的基础上加蜜百部、川贝母、甘草；对于小儿易感鼻渊者，用本方加苍耳子、辛夷、鹅不食草、甘草治疗；对小儿易感腹痛者，在本方中加入夏枯草、蜈蚣、甘草；对小儿体虚自汗盗汗者，在本方的基础上加桂枝汤。由于此类患儿临床多见，我们将前四首方剂由我院中药制剂室加工成浓缩膏剂，更加便于患儿服用，由于服用方便，疗效可靠，备受家长推崇，已在山东省内外推广应用。此方之所以有如此高的疗效，主要是白术、黄芪健脾益气、补肺固表，提高机体免疫功能，亦即《黄帝内经》所言"正气存内，邪不可干"。很多小儿服用后体质得到明显改善，故笔者将本方列为治疗小儿体虚易感常见病的基础方，根据具体病情对症用药，效果非常满意。

现今此类患者尤多，特别是老年人和幼儿，稍遇风寒则畏寒怕风，喷嚏流涕，头昏，全身乏力，动则出汗。服用解表剂后，微微出汗，即可病愈。但数日后又会再次发病，长年不断。这类患者因免疫功能低下，没有抗病能力，必须坚持长期服用增强免疫功能的药物，以提高抗病能力。我们常在服用桂枝汤病愈后，再给予玉屏风散，连续服用2～3个月，以提高免疫力，增强抗病能力。

25. 当归六黄汤治疗盗汗案

【方剂来源】《兰室秘藏》。

【方证条言】治盗汗之圣药也。

【辨证要点】发热盗汗，面赤口干，心烦唇燥，大便干结，小便黄赤，舌红，脉数。证属阴虚火旺。

【药用】当归、生地黄、熟地黄、黄连、黄芩、黄柏各等分，黄芪加1倍。为粗末，每次15g，水煎服。

【方解】当归养血增液，生地黄、熟地黄入肾，取其滋补肾阴清火，肾阴足则水能制火，共为主药；盗汗乃因水不济火，心火独亢所致，故辅以黄连清泻心火，合以黄芩、黄柏，三黄泻火以除烦，清热以坚阴，热清则火不内扰，阴坚则汗不外泄，合主药以育阴养血而清热除烦；由于汗出过多，亦可损伤阳气，导致卫外不固，故倍用黄芪为佐，一以益气实卫固表，二以固未定之阴。黄芪合当归、熟地黄，以益气养血，气血充足，则腠理密，汗不易泄，合三黄以扶正泻火，火不内扰，则阴液内守而汗可止。诸药合用，则有滋阴清热、固表止汗之功。

【临证验案】当归六黄汤是治疗阴虚盗汗的常用方剂。如曾治疗余某，女，65岁，于2019年3月5日就诊。主诉夜间盗汗，大汗淋漓，伴见五心烦热，口干欲饮，小便黄，大便干，舌质红、苔白，脉虚数。证属阴虚火旺。治宜滋阴清热，生津敛汗。方用当归六黄汤加味：生地黄、熟地黄各30g，当归30g，黄芪40g，黄连10g，黄芩10g，黄柏10g，浮小麦30g，煅龙骨、煅牡蛎各30g，麻黄根30g，甘草10g。每日1剂，水煎，分2次早晚温服。服药5剂后五心烦热、口渴欲饮明显减轻，小便清，大便通，但仍有盗汗不止。予前方去黄连、黄芩、黄柏，加玄参30g，麦冬30g，黄精30g，水煎继服。又服药10剂后，盗汗停止，身体轻松，病告痊愈，嘱其饮食调理，忌辛辣刺激食物。

盗汗乃为阴虚火扰，水火不济，心火独亢，阴液不能内守，虚火所迫，故身热汗出。正如《删补名医方论》所云："惟阴虚有火热之人，寐则卫气行阴，阴虚不能济阳，阳火因盛而争于阴，故阴液失守外走而汗出，寐则卫气复行出于表，阴得以静，故汗止也。"宜用滋阴清热、固表止汗之法，方用当归六黄汤加味而治之，因本方滋阴清热有余，而收敛止汗之力不足，故加甘凉养阴清心热之浮小麦，及收敛固汗之煅龙骨、煅牡蛎、麻黄根。服用 5 剂后，热虽退而盗汗仍不止，故去苦寒之三黄，加滋阴生津之麦冬、玄参、黄精而病告愈。

《素问·评热病论》曰："阴虚者，阳必凑之，故少气时热而汗出也。"治疗时，泻阴火即可止盗汗，但气虚、阴血耗伤也需顾及。基于此，东垣用生地黄、黄芩、黄连、黄柏苦寒、甘寒泻阴火，熟地黄、当归甘温补阴血，倍用黄芪甘温补元气。从整方组成来看，偏于寒凉，所以用于盗汗应以火旺热盛者为宜。辨证要点以脉证有火、夜热烦渴、便难喜凉为特点。

26.四神丸治疗五更泻案

【**方剂来源**】《证治准绳》。

【**方证条言**】治脾胃虚寒，大便不实，饮食不思，或泄泻腹痛等证。

【**辨证要点**】五更泄泻，不思饮食，食不消化，或腹痛，腰酸肢冷，神疲乏力，舌质淡、苔薄白，脉沉迟无力。证属脾肾虚寒。

【**药用**】补骨脂120g，五味子、肉豆蔻各60g，吴茱萸30g。为细末。水适量，姜240g，大枣100枚，同煮。待枣熟时，去姜，取枣肉，合上末为丸，每服9～12g，睡前盐水或白开水送下。亦可水煎服。用量按原方比例酌减。

【方解】补骨脂善补命门之火，又能温散寒邪，温肾暖脾，为主药；辅以吴茱萸温中散寒，肉豆蔻温脾暖胃、涩肠止泻，主辅相配，脾肾兼治，命门火足，则脾阳得以健运，温阳涩肠之力相得益彰，五味子酸敛固涩，合诸药敛精益气；生姜温胃散寒，大枣温脾养胃，合用有鼓舞脾胃运化之功，为佐使。诸药合用，成为温肾暖脾、固肠止泻之剂，使命门火旺，脾得健运，大肠得以固涩，则五更泻泄诸症可愈。

【临证验案】四神丸是治疗脾肾阳虚之五更泻的经典方剂。如曾治疗陈某，男，62岁，于1991年12月5日就诊。主诉每天晨起必觉腹痛急迫，泻下黏滞样稀便，便后痛止，但仍有便意，须臾复急迫泻下，极为痛苦，形体消瘦，精神疲惫，不思饮食，畏寒肢冷，舌质淡、苔白，脉沉迟无力。证属脾肾阳虚。治宜温肾暖脾止泄。方用四神丸加味：补骨脂30g，肉豆蔻15g，吴茱萸10g，五味子15g，炮姜30g，小茴香15g，广木香10g，大枣10枚。每日1剂，水煎，分2次温服。服药10剂后，晨起腹中急迫痛泻减轻，畏寒肢冷略有改善，食欲稍增，再服10剂后，体力明显改善，但仍有腹痛便稀，予上方加炒白术30g、炒白芍30g、防风15g、陈皮10g。连续服用治疗月余，腹痛便稀消失，大便每日1次。后嘱患者调节饮食结构，增加营养，加强运动锻炼，以增强体质。

上述诸证皆由脾肾阳虚而致，脾为后天之本，气血生化之源，主运化；肾为先天之本，肾阳是人体阳气的根本，对各脏腑组织起温煦生化的作用。由于肾火衰弱，不能温养脾阳，导致脾肾阳虚。黎明之前阳气未振，加之脾胃之阳本虚，故阳虚阴盛则见黎明前泄泻，方用四神丸加炮姜温肾暖脾，固涩止泻，加小茴香、广木香行气止痛；因病程长久，腹痛不愈，肠弱易激，致肝脾不和，故配合痛泻药方疏肝健脾。

27. 完带汤治疗脾虚不运带下病

【方剂来源】《傅青主女科》。

【方证条言】夫白带为湿盛而火衰，肝郁而气弱，则脾土受伤，湿土之气下陷，是以脾精不守，不能化营血为经水，反成白滑之物，由阴门直下，欲自禁而不可得也。治法宜大补脾胃之气，稍佐以舒肝之品，使风木不闭塞于地中也，则地气自升腾于天上，脾气健而湿气消，自无白带之患矣。

【辨证要点】带下色白或淡黄，清稀无臭，面色㿠白，倦怠便溏，舌淡苔白，脉缓或濡弱。证属脾虚不运，湿浊下陷。

【药用】白术 30g，山药 30g，人参 6g，炒白芍 15g，车前子 9g，苍术 9g，甘草 3g，陈皮 2g，芥穗炭 2g，柴胡 2g，水煎服。

【方解】以炒白术、山药、人参为主药，以健脾益气补中，且白术又兼能燥湿；辅以苍术、陈皮芳香燥湿，运脾理气，又能使主药补而不滞，补中有行；用车前子淡渗利湿，使下陷之湿邪从前阴而去，又因肝失疏泄而致，故佐以柴胡、白芍疏肝解郁、调达肝气，柴胡升发阳气，使湿气不致下流，芥穗炭收湿止带；使以甘草补中且调和诸药。诸药合用有补中健脾，化湿止带之功。

28. 易黄汤治疗脾虚热盛带下病

【方剂来源】《傅青主女科》。

【方证条言】此不特治黄带方也。凡有带病者，均可治之，黄者功更奇也。

【辨证要点】带下稠黏量多，色白兼黄，其气腥臭，头晕且重，乏力，舌淡苔白，脉濡微。证属脾虚热盛。

【药用】炒山药、芡实各 30g，黄柏 6g，车前子 3g，白果 10 枚。水煎服。

【方解】以山药健脾除湿，为主药；黄柏、车前子为清热祛湿之品，芡实、白果涩敛祛湿。本方滑涩并用，相互制约，使滑而不得泄，涩而不得滞，为清热除湿止带有效方剂。

29. 清带汤治疗湿瘀赤白带下病

【方剂来源】《医学衷中参西录》。

【方证条言】治妇女赤白带下。

【辨证要点】带下赤白，清稀量多，连绵不断，腰酸乏力，面色苍白，舌淡苔白，脉沉细。证属脾肾不足，湿瘀之赤白带下。

【药用】生山药 30g，生龙骨、生牡蛎各 18g，海螵蛸 12g，茜草 9g。水煎服。

【方解】重用生山药，意在健脾助肾以除湿，而生龙骨、牡蛎、海螵蛸收敛固涩，茜草凉血逐瘀，使其涩而不滞。诸药合用，共奏清带之功。

30. 止带汤治疗肝郁脾虚带下病

【方剂来源】《世补斋不谢方》。

【方证条言】此者以通为止也，甚者易苍术，有寒易炮姜、附子，并须茵陈，此证寒湿湿热皆有之。

【辨证要点】带下量多，色黄绿如脓，或夹血，或混浊如米泔，有秽臭之气，阴中瘙痒，或小腹痛，小便短热，口苦咽干，舌质红，苔黄脉数或滑。证属肝郁脾虚、湿热下注。

【药用】茵陈蒿、黄柏、黑山栀、赤芍、牡丹皮、牛膝、车前子、猪苓、茯苓、泽泻，或加二妙、三妙丸。可水煎服，药物随证用量。

【方解】方用猪苓、茯苓、泽泻、车前子健脾利水祛湿；茵陈、赤芍、牡丹皮、炒栀子、黄柏清热泻火解毒；牛膝引药下行。

31. 水陆二仙丹治疗肾亏带下病

【方剂来源】《洪氏集验方》。

【方证条言】治遗精白浊。

【辨证要点】男子遗精白浊，女子带下，纯属肾亏者。证属肾虚。

【药用】芡实、金樱子各等分。炼蜜为丸，如桐子大，临卧白汤送服 80 丸。又用晚蚕蛾焙干，去翅足，净身为末，泛丸绿豆大，每服 40 丸，淡盐水送下。

【方解】芡实为水生药，金樱子为陆生药，皆能入肾，固涩止遗，为男子遗精、女子带下之有效方剂。

【临证经验】完带汤、易黄汤、清带汤、止带汤、水陆二仙丹皆能治疗带下病，可称为专治带下病的系列方。带下有生理性和病理性之别，正常情况下女性阴道内可分泌少量色白无味的液体，具有保护和润滑阴道的作用，在排卵期、妊娠期及月经前后分泌量稍多，称之为生理性白带；因女性在日常生活中饮食嗜好及情志的改变，容易造成脾肾虚弱，肝气郁结，引起气结湿郁，导致白带性质的改变，称之为带下病。其中完带汤治脾虚带下，淋漓不断，重在补中健脾以止带；易黄汤治脾虚湿热带下，连绵不断，黄白相兼，重在除湿清热、固涩止带；清带汤治脾肾不足，症见赤白带下、清稀连绵不断者，重在固涩收敛止带；止带汤治肝脾湿热下注，带下色黄绿如脓，或夹杂血液，或混浊如米泔，有秽臭气，阴中痒，或小腹痛、小便短赤等，重在清热解毒，利湿止带；水陆二仙丹治肾亏不固带下，带下清稀，重在收涩固肾。以上五方，皆可随证选用。

笔者感觉临床这种系列治疗方剂难以记忆，从跟师时就使用老师拟定的带下方，他是根据患者的体质及病因病机，集中有针对性的药物，组成一个基本方，常用药物有专治肾虚的芡实、金樱子，温经化湿的炮姜，清热化湿的苦参，健脾燥湿的炒白术、炒山药，补肝肾且能祛湿化浊的炒杜仲、续断，引湿下行的车前子，对一般赤白带下都有效，再根据患者的体质及白带质量的变化，加减用药。如带下如豆渣样，阴部潮湿瘙痒，属脾虚湿毒外侵，多见于现代医学的霉菌性阴道炎，在前方的基础上加地肤子、蛇床子，以祛湿化燥；如带下色黄质黏，阴部潮湿瘙痒，多见于滴虫性阴道炎，属于脾虚湿热下注，在上方的基础上减炮姜半量，加黄柏，重在除湿清热；若见带下赤白相兼，清稀量多，多属脾肾亏虚，统摄失调，上方重用炒山药，加龙骨、牡蛎收敛固涩，茜草凉血逐瘀；带下黄绿如脓，或夹瘀血，阴部瘙痒，有腥臭味，证属肝胆湿热下注，在上方的基础上加茵陈、栀子、黄柏以清肝泄热、解毒止带。服用方法皆采用水煎2次，取汁混合，分2次服，药渣再煎熏洗阴部。并嘱注意个人卫生，内裤每日1换，开水烫，暴晒。

32. 安宫牛黄丸治疗高热神昏

【方剂来源】《温病条辨》。

【方证条文】手厥阴暑温，身热不恶寒，精神不了了，时时谵语者，安宫牛黄丸主之。热多昏狂，谵语烦渴，舌赤中黄，脉弱而数，名曰心疟，加减银翘散主之；兼秽，舌浊口气重者，安宫牛黄丸主之。

【**辨证要点**】高热，烦躁，神昏谵语，或舌蹇肢厥，以及中风窍闭，小儿惊厥，属痰热内闭者，皆可用。证属温热病，热邪内陷心包。

【**药用**】牛黄、郁金、犀角、黄芩、黄连、雄黄、栀子、朱砂各 30g，冰片、麝香各 7.5g，珍珠 15g，金箔衣。上药共细末，炼蜜为丸，每丸 3g，金箔为衣，蜡封。去蜡壳，开水溶化，每服 1 丸。昏迷者，鼻饲，每日 1～2 次，重者 2～3 次，小儿减半。

【**方解**】牛黄善清心肝二经之热，又善豁痰开窍，息风定惊，犀角清心肝胃三经火热，尤能清心安神，凉血解毒，麝香芳香走窜，通达十二经，善通全身诸窍，三味共为主药；辅以黄连、黄芩、栀子清热泻火解毒，栀子导热下行，共助犀角、牛黄清泻心包之热毒，雄黄祛痰解毒，以助牛黄开泄蒙闭心窍之痰浊；冰片辛散苦泄，芳香走窜，善通诸窍散郁火，郁金辛开苦降，芳香宣达，二者相伍，助牛黄、麝香芳香辟浊，通窍开闭；朱砂镇心安神，兼清心热，珍珠善清心肝二经之热，尤能镇惊坠痰，金箔镇心安神，蜂蜜和胃调中，均为使药。诸药合用，共奏清热解毒、豁痰开窍之功。

33. 局方至宝丹治疗窍闭神昏案

【**方剂来源**】《太平惠民和剂局方》。

【**方证条言**】疗卒中急风不语，中恶气绝，中诸物毒暗风，中热疫毒，阴阳二毒，山岚瘴气毒，蛊毒，水毒，产后血晕，口鼻出血，恶血攻心，烦躁气喘，吐逆，难产闷难（一本作乱），死胎不下，以上诸疾，并用童子小便一合，生姜自然汁三五汁，入于小便内，温过，化下三圆至五圆，神效。又疗心肺积热，伏热呕吐，邪气攻心，大肠风秘，神昏恍惚，头目昏眩，睡眠不安，唇口干燥，伤寒谵语，并皆疗之。

【辨证要点】中暑中恶，神昏不语，痰盛气促，身热烦躁，甚至惊厥，舌绛，苔黄垢腻，脉滑数；及小儿急惊等属痰热内闭者。证属温病邪热内陷，痰热蒙闭心包，窍闭神昏。

【药用】乌犀梢（研）、玳瑁梢（研）、琥珀（研）、朱砂（研飞）、雄黄（研飞）各30g，冰片（研）、麝香各0.3g，牛黄（研）15g，安息香45g，金箔、银箔各50g，半入药，半为衣（亦有不用金银箔），研末为丸，每丸重3g，每服1丸，研细，开水冲服。小儿减半。昏迷不能吞咽者，鼻饲。

【方解】犀角清营凉血，其气清香，轻灵透发，寒而不恶，善内透心络之邪热，痰热相搏，不去痰浊则热难以清，故用牛黄清心解毒，豁痰开窍，以除蒙闭心包之痰也。玳瑁甘寒，入心肝二经，镇心平肝，清热解毒，尤善凉肝息风而定惊。龙脑香其香为百药之冠，气香烈，味大辛，性善走窜开窍，无往不达，芳香之气能辟一切邪恶；麝香芳香走窜，通达十二经，善通全身诸窍；安息香芳香透窍，辟秽化浊，三香合用，开窍力强。朱砂、琥珀、金银箔镇心安神，神昏不语烦躁可除。再以雄黄劫痰解毒，以助牛黄豁痰开窍之力。诸药合用，共奏清热解毒、豁痰开窍、镇心安神之功。

【临证验案】安宫牛黄丸、局方至宝丹、紫雪丹为中医抢救病人急救三保，在二十世纪五六十年代乙脑流行期间使用率非常高，疗效好。如热邪内陷，高热神昏谵语者，常用安宫牛黄丸；热邪内陷、抽搐便燥者，常用紫雪丹；高热神昏不语者，常用局方至宝丹。随证选用，效果良好。今介绍使用安宫牛黄丸治疗的有效三例。

案例一为老年女性，因高热神昏入院治疗，其子是笔者的学生，特来邀余诊治。根据病情，余告知到药店购买同仁堂安宫牛黄丸，服用1丸后热退，服2丸后神清。

案例二为女性高中学生，因高热昏迷确诊为脑炎，住院月余病情不见好转，家长求助于我，处以同仁堂安宫牛黄丸，服用1丸后，患者热退，神渐清，又服1丸后，热退神清而出院。

案例三亦为女性高中学生，因脑瘤在北京手术治疗，术后回家，因高热不退收入住院，治疗月余热未退，体温忽高忽低，又出现神识不清、哭闹无常。会诊后处以安宫牛黄丸，每日1丸服用，连服3丸后热渐退，但仍神识恍惚。后出院回家调养，在调养期间，又连续服用安宫牛黄丸30余丸，能识亲人，知饥饱。

另二药亦为佳品，但由于其成分中含有禁用药、稀少药，缺少生产厂家，故现在使用率不高。

34. 橘核丸治疗急性睾丸炎案

【方剂来源】《济生方》。

【方证条言】病则卵核肿胀，偏生大小，或坚硬如石，或引脐腹绞痛，甚至肤囊肿胀，或成疮毒，轻则时出黄水，甚至成痈溃烂。

【辨证要点】睾丸肿胀偏坠，痛引脐腹，或坚硬如石，阴囊肿大，或渗黄水，甚至成脓溃烂。证属寒湿侵犯厥阴。

【药用】炒橘核、海藻、昆布、川楝子、桃仁各30g，姜厚朴、木香、枳实、延胡索、肉桂、木通各15g。研末为丸，温水送服；或用量按原方比例酌减，水煎服。

【方解】橘核为舒肝气、降逆气、下寒疝之药也，是治疝气的要药，故为主药；木香，香能通气，或和五脏，为调诸气要药，配以川楝子入厥阴气分，以行气止痛；肉桂温肝肾而散寒邪，助桃仁、延胡索温通活血行血，行血分的瘀结；枳实配以厚朴，破气分之积滞，助木香、川楝子疏肝理气，行气分之郁滞；海藻、昆布咸润软坚，消痰散结，治痰湿之瘀结，再用木通导湿下行，为痰湿开下行之路，正如李东垣所言："木通下行，泄小肠火，利小便，与琥珀同功，无他药可比。"以上七味均为佐使药。

【临证验案】橘核丸是治疗现代医学睾丸鞘膜积液、睾丸炎、附睾炎类疾病的专用方。如曾治疗朱某，56岁，于1996年10月26日就诊。主诉阴囊潮湿、睾丸肿胀疼痛月余。患者工作环境潮湿，阴部经常潮湿瘙痒，以致搔破流黄水，后期引起睾丸肿胀疼痛，严重影响工作，情绪不稳，舌质红、苔白，脉弦滑。证属寒湿侵犯厥阴肝经，导致气血不和，湿毒内蕴，痰瘀内结。治宜调和厥阴，行气止痛，化湿解郁，软坚散结。方用橘核丸加味：橘核30g，海藻30g，昆布30g，川楝子10g，桃仁15g，姜厚朴15g，木香10g，枳实10g，延胡索15g，肉桂10g，木通10g，地肤子30g，土茯苓30g，蛇床子10g。取药10剂，每日1剂，水煎，分2次温服，药渣再煎熏洗阴部。另用青黛10g、滑石粉50g，混匀，装纱布袋内外扑患处。嘱其少吃辛辣刺激性食物，保持阴部干燥卫生。10天后复诊，诉阴部潮湿瘙痒明显改善，仍觉睾丸肿胀疼痛。以前方去地肤子、蛇床子，加小茴香15g、荔枝核15g，以温散行气止痛，又取药10剂，依上法服用，10天后告愈。

该案以阴囊潮湿、瘙痒、破溃，继发感染，引起睾丸肿胀疼痛来诊。究其原因，乃为寒湿侵犯厥阴，以致厥阴肝经气血不和，湿毒内蕴，其病位在肾（前人称睾丸为外肾），病变在肝，因寒湿郁久化热，则阴囊红肿湿痒；湿浊下行，阻滞肝之经脉，因肝之经脉络于前阴，湿郁日久，痰湿凝结，而见睾丸肿胀疼痛。治疗以橘核丸疏肝理气，散结化湿，消肿止痛，辅以地肤子、蛇床子、土茯苓清热燥湿止痒，外扑青黛、滑石收敛固涩止痒，内服外用相结合，促病速愈。

35.苏子降气汤治疗慢性咳喘案

【**方剂来源**】《太平惠民和剂局方》。

【**方证条言**】治男女虚阳上攻，气不升降，上盛下虚，膈壅痰多，咽喉不利，咳嗽，虚烦引饮，头目昏眩，腰疼脚弱，肢体倦怠，腹肚疞刺，冷热气泄，大便风秘，涩滞不通，肢体浮肿，有妨饮食。

【**辨证要点**】喘咳气短，胸膈满闷，痰稀而多，呼多吸少，苔白滑或白腻。证属上实下虚之痰饮壅盛。

【**药用**】苏子、半夏各7g，当归6g，甘草4g，前胡、厚朴各6g，肉桂2g，薄荷2g，生姜3片，大枣2枚。水煎服。

【**方解**】本证虽属上实下虚，但以上实为主，本着急则治其标、缓则治其本的原则，以降气化痰平喘为主，温阳纳气为辅，故用苏子为主药，降逆化痰平喘，除寒温中，以治痰壅气逆之实；辅以半夏辛温降逆止呕，厚朴降逆平喘，前胡苦辛散寒，降逆散气，以除烦呕，上三味共同协助苏子以加强其降气化痰平喘之功；因其下虚，故用肉桂，一是温阳化气，二是温肾纳气，使肺吸入之气能够下纳于肾而疗下虚；当归在本方作用有三：一则治咳气逆，如《本草经》言"当归主咳逆上气"；二则当归为血中之气药，哮喘者，久咳肾虚，用当归补阴，则血活而气降，导血归元；三则方中辛燥之品偏多，当归能润各药之燥性，以防伤阴耗气；生姜和胃降逆，甘草劫痰，调和诸药。

【**临证验案**】苏子降气汤具有降气疏壅、引火归元、祛痰止咳的作用，是治疗慢性咳喘的有效方剂。如曾治疗方某，女，56岁，于1998年3月29日就诊。主诉自幼体质羸弱，平时胸闷痰多，每遇气候变化则咳嗽气喘，反复发作，颜面虚胖浮肿，四肢乏力，动则咳喘加重，痰多吐之不尽，舌质淡，苔白，脉沉滑。证属脾肺虚弱，痰湿内阻。治宜降气平喘，温化寒痰。方用苏子降气汤加味：紫苏子15g，半夏15g，当归15g，前胡15g，厚朴15g，肉桂3g，炙麻黄10g，苦杏仁15g，山萸肉15g，薄荷10g，甘草10g，生姜3片，大枣2枚。每日1剂，水煎，分3次温服。服药6剂后，咳喘虽有减轻，但痰稀仍咯吐不尽，上方加茯苓15g、炒白术15g，重在健脾化湿，依法继服。上方又连续服用20余剂，胸闷气短消失，活动后气喘宜逐渐减轻，痰少易咯出，体力、食欲均有改善。

本方是治疗痰涎壅盛、上实下虚之喘咳的常用方，导致喘咳的原因很多，可由内伤、外感多种疾病引起，但总不外邪实、正虚两方面，而本方治证属肺有痰壅，肾不纳气。所谓上实指痰涎壅肺，宣肃失常，下虚为肾虚不能纳气归元。故治疗用降气平喘、温化寒痰之品，在上方的基础上加炙麻黄、苦杏仁降气平喘，山萸肉补肾纳气，茯苓、白术健脾化湿，使脾气升、肺气化、肾阳复，气得纳而病愈。

36. 人参蛤蚧散预防和治疗哮喘发作

【方剂来源】《卫生保健》。

【方证条言】治肺肾气虚哮喘。

【辨证要点】咳嗽气喘，呼多吸少，声音低怯，痰稠色黄，或咳吐脓血，胸中烦热，身体羸瘦，脉浮虚。证属肺肾气虚，痰热内蕴。

【药用】蛤蚧1对，杏仁、甘草150g，知母、桑白皮、人参、茯苓、贝母各 60g。上药共为末，每日 3 次，每次 9g，开水冲服。

【方解】方中蛤蚧咸平，入肺肾经，能补肺益肾，定喘止嗽，为治虚喘之要药；人参大补元气，补益脾肺，共为君药。茯苓渗湿健脾，以杜绝生痰之源，为臣药。杏仁、桑白皮肃降肺气，以定喘咳；知母、贝母清热润肺，化痰止咳，共为佐药。甘草调和诸药，为使药。诸药合用，虚实并治，标本兼顾，补益不腻滞，利气不峻烈，共奏补益肺肾、止咳平喘之功。

【临证经验】人参蛤蚧散是治疗虚性哮喘的常用方剂，虚喘多发于老年人及儿童，冬季及气候变化时易引发，平素身体健康如常，发病时以咳嗽、胸闷、气喘、痰多为主症。本病治疗关键在于提高自身免疫力，所以必须长期服药，服药周期为半年以上，能明显减少发病次数。

笔者依据病因病机辨为肺肾虚衰，痰热内蕴，气逆不降所致，采用益气健脾、养肺固气之药，加以助肾纳气之品，再配化痰平喘之品，即可气固肾纳、肺宣痰化而病愈。方用蜜炙黄芪 30g，茯苓 30g，白术 30g，山萸肉 30g，蛤蚧 1 对（去头足），麻黄 10g，炒杏仁 15g，炙桑白皮 15g，炒白果 15g，炒苏子 15g，炙甘草 10g。诸药混合，置入锅中焙黄后打成细粉，每次取 15g 冲服，或装入 0.5g 容量胶囊中，每次取 8 ～ 10 粒，每日 2 次，温水送服。一般服用 3 ～ 5 剂，即可减少发病次数。

37. 定喘汤治疗哮喘发作案

【方剂来源】《扶寿经方》。

【方证条言】定喘汤专治齁喘，取效甚速，金陵浦舍真方。

【辨证要点】咳喘，痰多气急，痰稠色黄，或有表证恶寒发热，苔黄腻，脉滑数。证属风寒外束，痰热内蕴。

【药用】银杏 9g，麻黄 9g，苏子 6g，甘草 3g，款冬花 9g，杏仁 5g，桑白皮 9g，黄芩 5g，半夏 9g。水煎，分 2 次服。

【方解】麻黄宣降肺气，既能定喘，又能解表，杏仁降逆平喘，两药配伍，宣肺化痰、定喘之功更强；桑白皮、黄芩清肺热而止咳平喘，两药配伍，一宣肺降逆，一清热化痰，使表证得解，痰热得清；苏子、半夏、款冬花降气平喘，止咳化痰，与麻黄、杏仁配伍，一宣一降，以加强宣肺化痰平喘之功；银杏味甘性涩，其作用有三：既有化痰浊的作用，又能敛肺平喘，与麻黄配伍，一开一收，既可加强止咳平喘之功，又能防止麻黄过于耗散之弊；甘草调和诸药，兼以化痰。本方宣、清、降三法合用，共奏宣降肺气、化痰平喘、清热解表之功，使风寒外解，肺气得宣，痰热内除，则咳喘自愈。

【临证验案】定喘汤是治疗风寒外束、痰热内蕴所致咳喘的常用方剂。如谢某，女，54 岁，丁 1995 年 12 月 2 日就诊。因偶感风寒，出现畏寒身热，咳嗽痰多，胸闷气喘，多日不愈而来诊。平素体弱，每遇风寒则痰多咳喘。刻诊见患者面容虚浮，舌质淡、苔黄腻，脉滑数。证属风寒外束，痰热内蕴。治宜宣肺降气，定喘化痰。方用定喘汤加味：蜜麻黄 10g，苦杏仁 10g，蜜桑白皮 15g，蜜款冬花 10g，紫苏子 10g，炒白果 15g，黄芩 10g，姜半夏 15g，茯苓 15g，太子参 15g，桔梗 15g，橘红 15g，甘草 10g。每日 1 剂，水煎，分 3 次饭后温服。服药 6 剂后，冷热消失，仍有咳喘痰多，予上方去黄芩，加炒白术、薏苡仁，依法继服。又服 6 剂后，自觉湿痰明显减少，咳喘基本消失，停药后饮食调理，嘱患者少食油盐，多食健脾益气之品，如山药、芋头、薏苡仁，以预防再发，注意防寒保暖，预防感冒，保持心情愉快。

本案为素有脾虚，复受风寒外束，痰热内蕴而发病，恶寒发热属表证，内有咳嗽、痰稠为里证，由于平素内有痰浊，又外感风寒。肺主气，司呼吸，外合皮毛，外感风寒，首先侵袭肌表，寒邪束表，正邪相争，则恶寒发热；风寒之邪不解，内舍于肺，则肺气壅闭，升降失常，失去敷布津液及通调水道作用，水液停蓄而成痰；风寒之邪不解，久则郁而化热以致痰热互结，阻遏肺气，肺失宣降而发病。故治疗用宣降肺气、定喘化痰之定喘汤加味治疗，加健脾益肺、宣肺化痰之品而病愈。

38. 丁香柿蒂汤治疗呃逆案

【**方剂来源**】《证因脉治》。

【**方证条言**】治胃寒呃逆脉迟者。

【**辨证要点**】呃逆，呕吐，脘闷，胸痞，舌淡，苔白，脉沉迟。证属胃气虚寒，失于和降。

【**药用**】丁香 6g，柿蒂 9g，人参 3g，生姜 6g。水煎服。

【**方解**】丁香泻肺温胃，治胃冷壅胀，呕秽呃逆，既能温中，又能止逆，为治胃寒呕吐呃逆之要药，柿蒂苦平，入胃经，取其苦温能降逆气，故为止呃逆之常用药，二药相伍，温胃散寒，降逆止呃，为主药；生姜辛温，温胃散寒降逆，为呕家圣药，因其胃虚，故用人参甘温大补元气，以疗体虚。药虽四味，配伍有法，使中阳健运，则痞涩自开，胃气顺降，呃逆自止。

【**临证验案**】丁香柿蒂汤具有温中益气、降逆止呃之功效，是治疗虚寒性呃逆的常用方剂。如李某，男，45 岁，于2015 年 5 月 6 日就诊。主诉十天前因过食生冷食物，出现胸胁胀满，气冲咽喉，呃逆不断，多方医治无效，极为痛苦。睡眠不宁，食欲减退，小便黄，大便干，舌质淡、苔白，脉沉迟。证属脾胃虚寒，气机上逆。治宜益气温中，降逆止呃。方用丁香柿蒂汤加味：丁香 10g，柿蒂 10g，人参 10g，茯苓 15g，姜半夏 15g，陈皮 10g，姜厚朴 15g，紫苏梗 15g，生姜 3 片。每日 1 剂，水煎，分 3 次温服。服药 2 剂后即感胸胁胀闷减轻，气急缓和，呃逆明显减少，大便通畅，再服 3 剂后，胸胁胀闷消失，呃逆停止，食欲增加，二便通畅，停药以饮食调理，嘱其多食温和食物，七分饱，细嚼慢咽。

本例主要是进食生冷引起气逆上冲而呃逆连连，故治疗用温中降逆之丁香柿蒂汤，配合二陈汤燥湿行气，合姜厚朴、紫苏梗和胃降逆，使气降便通而病愈。

呃逆一病的治疗，必须分清寒热虚实，寒者用上方有效，热者则需去人参，加黄连，虚者再加黄芪、炒白术以益气温脾，如此方可药到病除。

39. 血府逐瘀汤治疗瘀血引起的多种疾病

【方剂来源】《医林改错》。

【方证条言】血府逐瘀汤所治之病，开列于后。

头痛。头痛有外感，必有发热、恶寒之表症，发散可愈；有积热，必舌干、口渴，用承气可愈；有气虚，必似痛不痛，用参芪可愈；查患头痛者，无表症，无里症，无气虚、痰饮等症，忽犯忽好，百方不效，服此方一剂而愈。

胸痛。胸痛在前面，用木金散可愈；后通背亦痛，用瓜蒌薤白白酒汤可愈；在伤寒，用瓜蒌、陷胸、柴胡等，皆可愈。有忽然胸痛，前方皆不应，用此方一付，痛立止。

胸不任物。江西巡抚阿霖公，年七十四，夜卧露胸可睡，盖一层布压之则不能睡，已经七年，召余诊之，此方五付痊愈。

胸任重物。一女二十二岁，夜卧令仆妇坐于胸，方睡，已经二年，余亦用此方，三付而愈，设一齐问病源，何以答之？

天亮出汗。醒后出汗，名曰自汗，因出汗醒，名曰盗汗，盗散人之气血。此是千古不易之定论。竟有用补气固表、滋阴降火，服之不效，而反加重者，不知血瘀亦令人自汗、盗汗，用血府逐瘀汤，一两付而汗止。

食自胸右下。食自胃管而下，宜从正中。食入咽，有从胸右边咽下者，胃管在肺管之后，仍由肺叶之下转入肺前，由肺下至肺前，出隔膜入腹，肺管正中，血府有瘀血，将胃管挤靠于右。轻则易治，无碍饮食也；重则难治，挤靠胃管，弯而细，有碍饮食也。此方可效，全愈难。

心里热（名曰灯笼病）。身外凉，心里热，故名灯笼病，内有血瘀。认为虚热，愈补愈瘀；认为实火，愈凉愈凝。三两付，血活热退。

瞀闷，即小事不能开展，即是血瘀，三付可好。

急躁。平素和平，有病急躁，是血瘀，一两付必好。

夜睡梦多。夜睡梦多，是血瘀，此方一两付全愈，外无良方。

呃逆（俗名打咯忒）。因血府血瘀，将通左气门、右气门归并心上一根气管从外挤严，吸气不能下行，随上出，故呃气。若血瘀甚，气管闭塞，出入之气不通，闷绝而死。古人不知病源，以橘皮竹茹汤、承气汤、都气汤、丁香柿蒂汤、附子理中汤、生姜泻心汤、代赭旋覆汤，大小陷胸等汤治之，无一效者。相传咯忒伤寒，咯忒瘟病，必死。医家因古无良法，见此症则弃而不治。无论伤寒、瘟疫、杂症，一见呃逆，速用此方，无论轻重，一付即效，此余之心法也。

饮水即呛。饮水即呛，乃会厌有血滞，用此方极效。古人评论全错，余详于痘症条。

不眠。夜不能睡，用安神养血药治之不效者，此方若神。

小儿夜啼。何得白日不啼，夜啼者，血瘀也，此方一两付痊愈。

心跳心忙。心跳心忙，用归脾、安神等方不效，用此方百发百中。

夜不安。夜不安者，将卧则起，坐未稳又欲睡，一夜无宁刻，重者满床乱滚，此血府血瘀，此方服十余付可除根。

俗言肝气病。无故爱生气，是血府血瘀，不可以气治，此方应手效。

干呕。无他症，惟干呕，血瘀之症，用此方化血，而呕立止。

晚发一阵热。每晚内热，兼皮肤热一时，此方一付可愈，重者两付。

【辨证要点】胸痛，头痛，日久不愈，痛如针刺，而有定处，或呃逆日久不止，或内热烦闷，心悸失眠，急躁善怒，入暮见热，或舌质暗红，舌边有瘀斑，或舌面有瘀点，唇暗，两目黯黑，脉涩或弦紧。证属血瘀内阻。

【药用】桃仁12g，红花9g，当归9g，生地黄9g，川芎5g，赤芍6g，牛膝9g，桔梗5g，柴胡3g，枳壳6g，甘草3g。水煎服。

【方解】当归、川芎、赤芍、桃仁、红花活血祛瘀，牛膝通血脉、祛瘀血，并引血下行，为主药；配柴胡疏肝解郁，升达清阳，配桔梗、枳壳开胸行气，使气行则血行，生地黄凉血清热，甘草调和诸药。配合用之，使瘀血去，血滞行，不仅适用于血瘀所致的上述病症，并可作为统治一切血瘀之方。

附：五逐瘀汤的比较

（1）少腹逐瘀汤

【药用】当归9g，川芎3g，赤芍6g，蒲黄10g，五灵脂6g，肉桂3g，干姜3g，没药6g，延胡索3g，小茴香6g。水煎服。

【主治】少腹瘀血积块疼痛。

（2）膈下逐瘀汤

【药用】当归9g，川芎6g，赤芍6g，牡丹皮6g，乌药6g，五灵脂6g，延胡索3g，桃仁9g，红花6g，香附3g，枳壳3g，甘草3g。水煎服。

【主治】膈下形成积块，或小儿痞块，痛处不移。

（3）通窍活血汤

【药用】赤芍3g，川芎3g，桃仁6g，红花9g，生姜9g，老葱头3个，麝香0.5g。

【主治】上部血瘀久聋，酒渣鼻，目赤疼痛，头发脱落，牙疳，白癜风。

（4）身痛逐瘀汤

【药用】当归9g，川芎6g，秦艽6g，羌活6g，香附6g，地龙6g，没药6g，五灵脂6g，桃仁9g，川牛膝9g，红花3g，甘草6g。水煎服。

【主治】气血痹阻经络，肩痛，背痛，腰痛，腿痛，或周身疼痛，经久不愈。

【临证经验】以上五逐瘀汤方是清代王清任在《医林改错》中根据《黄帝内经》理论而总结出来的。早在《黄帝内经》就有关于血府的记载,《素问·脉要精微论》曰:"夫脉者,血之府也。"关于脉管内外都有瘀血的病理,《黄帝内经》早有记载,如《灵枢·经脉》言:"手少阴气绝,则脉不通,脉不通则血不流,血不流则发色不泽,故其面黑如漆柴者,血先死……"《灵枢·贼风》曰:"若有所坠堕,恶血在内而不去。"这就是前人将瘀血分为脉管内瘀和脉管外瘀两大类。

不论王氏认为血瘀之瘀血是脉管内瘀血还是脉管外瘀血,瘀血是客观存在的一个病理。这一病理最早运用于临床的是医圣张仲景,他在《伤寒论》中就载有治疗瘀血致病的方药,如抵挡汤、抵挡丸、桃仁承气汤,均用下瘀血法而取得良好效果。以后王氏根据瘀血的部位所创立的五个逐瘀汤方,一是治疗头面部的通窍活血汤,如因瘀血引起的脱发、酒渣鼻、白癜风,以及头部外伤引起的头脑昏沉疼痛,都可选用,笔者常用于脑震荡、脑出血引起的后遗症,收效较好;二是治疗胸中瘀血的血府逐瘀汤,如胸部外伤引起的疼痛、噎嗝、呃逆、不寐,笔者用其治疗肋骨骨折引起的胸胁刺痛效尤佳;三是治疗上腹(膈下)瘀血的膈下逐瘀汤,如积聚(肝脾大)、胃脘痞痛、小儿疳积,笔者常用此方加味治疗肝硬化;四是治疗下腹部瘀血的少腹逐瘀汤,主治妇女冲任虚寒,瘀血内阻的少腹积块(癥瘕),笔者常用该方治疗慢性盆腔炎,效果满意;五是治疗躯干四肢瘀血的身痛逐瘀汤,如跌打损伤引起的身痛。

王氏还总结血府逐瘀汤能够治疗十九种少见的疾病,并作了详细的介绍,可供临床参考。

40. 复元活血汤治疗外伤身痛案

【方剂来源】《医学发明》。

【方证条言】治从高坠下,恶血流于胁下,及疼痛不可忍者。

【辨证要点】跌打损伤瘀血留于胁下，痛不可忍。可因血瘀部位、量之多少，及时间久暂不同而异。有瘀于肌肤，有瘀于营卫，积于胸胁，结于脏腑之不同，证属瘀血内阻。

【药用】柴胡 15g，天花粉、当归各 9g，大黄 30g，红花、穿山甲、甘草各 6g，桃仁 9g。水煎服。

【方解】当归、桃仁、红花、穿山甲活血祛瘀，消肿止痛通络；大黄重用，加以酒制，一能荡涤凝瘀败血，引瘀血下行，有推陈致新之功，二能增强当归、穿山甲、桃仁、红花活血祛瘀之功，三能宽中降气，使上下通畅，利于解除瘀血；天花粉"续绝伤"（《本草经解》），"消扑损瘀血"（《日华子本草》），生肌消肿；柴胡舒肝行气，引经，治胸胁胀痛，合大黄一升一降，调理气机；甘草缓急止痛，调和诸药。数药合用，使瘀去新生，气行络通，血脉恢复正常流通状态，则瘀肿胁痛自平。

【临证验案】复元活血汤具有活血祛瘀、疏肝通络之功效，是治疗跌打损伤、瘀血瘀阻于胸胁皮肉之间的常用方，临床还常用于治疗肋间神经痛、肋软骨炎、胸胁部挫伤、乳腺增生症等属瘀血停滞者。如曾治疗李某，男，65 岁，于 2015 年 10 月 5 日就诊。3 天前因邻里纠纷被棍棒打伤，全身多处瘀紫斑，胸背部疼痛难忍，活动受限，情绪烦躁。西药诊断为软组织损伤。中医证属瘀血阻滞，络脉不通。治宜活血祛瘀，疏肝通络。方用复元活血汤加味：柴胡 15g，天花粉 30g，当归 30g，红花 10g，炮山甲 10g，酒大黄 15g，桃仁 30g，三七 10g，乳香 10g，没药 10g，延胡索 15g，郁金 15g。每日 1 剂，水煎，分 4 次温服，服药时加少量白酒为引。服药 2 剂后，即感身痛减轻，但仍不能自行活动，情绪略稳定，大便稀薄，日 3 次。予上方减大黄 5g，继服，并疏导患者平心静气，增加营养，适当活动，安心养伤。2 天后再诊，身痛明显减轻，皮色渐变淡，唯腰痛不减，转侧不利，予上方又加续断 15g、刘寄奴 30g，减炮山甲 5g。又服药 3 剂，腰痛亦减轻，后改用跌打丸巩固治疗。半年后随访一切恢复正常。

跌打损伤一证必有瘀血积于皮腠之间，因肝为藏血之脏，无论何经之伤，皆有损肝之疏泄，且患者情绪激怒，暴怒伤肝，瘀血留阻皮肉筋骨之间，故疼痛难忍，痛苦万分。治疗用复元活血汤加活血化瘀、消肿止痛之品，使瘀血除，新血生，肿痛消，血脉流通而病愈。

41. 补阳还五汤治疗中风后遗症

【方剂来源】《医林改错》。

【方证条言】此方治半身不遂，口眼歪斜，语言謇涩，口角流涎，大便干结，小便频数，遗尿或不禁。

【辨证要点】中风后遗半身不遂，口眼歪斜，言语謇涩，口角流涎，下肢痿废，小便频数，或遗尿不止，苔白，脉缓。证属气虚血瘀。

【药用】黄芪 60g，当归尾 6g，赤芍 6g，地龙 6g，川芎 3g，桃仁 3g，红花 3g。水煎服。

【方解】以生黄芪大补元气而起废痿，使气旺血行，祛瘀而不伤正，为方中主药；当归、川芎、赤芍、桃仁、红花和营活血化瘀，地龙通经活络，配合生黄芪力专而性走，周游全身。诸药合用，使气旺血行，瘀祛络通，诸症皆可渐愈。

【临证经验】补阳还五汤是治疗中风后遗症的代表方剂，亦可以作为脑外伤后遗症半身不遂的首选方剂。中风病多发于素有饮酒嗜好、嗜食膏粱厚味之人，其病因主要是气虚血瘀，元气即虚，必不能达于脉管，脉管无力推动血行，血滞停留而成瘀，根据这一病理，王清任创立补阳还五汤。

该方不仅对中风后遗症效果显著，对中风先兆症者亦有一定的预防和治疗作用。临床可以根据患者不同的症状加减用药，如伴见肢冷体寒者，可加附子温经散寒；纳呆无食欲者，加人参、炒白术补气健脾；痰多者加姜半夏、天竺黄化痰燥湿；言语不利者，加茯苓、石菖蒲开窍化痰；口眼歪斜者，加白附子、僵蚕、全蝎化痰通络；偏瘫日久效不显者，加水蛭、土鳖虫破血通络；下肢沉重者，加炒杜仲、怀牛膝以补肝肾。

本病的治疗，症易去，瘫难消，甚者瘫到终身，故早期治疗非常重要，应尽早配合康复和心理治疗。

42. 生化汤治疗产后腹痛案

【方剂来源】《傅青主女科》。

【方证条言】此证勿拘古方，妄用苏木、蓬、棱以轻人命。其一应散血方、破血药俱禁用，虽山楂性缓，亦能害命，不可擅用。唯生化汤系血块圣药也。

【辨证要点】产后恶露不行，少腹冷痛。证属产后虚寒。

【药用】当归24g，川芎9g，桃仁6g，炮姜2g，甘草2g。水煎服，或加黄酒同煎。

【方解】重用当归补血活血，祛瘀生新，为主药，使气血充沛，脉道满盈，血液循环才能畅利，瘀血才能疏通；川芎活血行气，为血中气药，桃仁活血祛瘀生新，均为辅药；炮姜性温入血，一助川芎、桃仁温通瘀血，二合甘草温中止痛，黄酒温散以助药力，共为佐药；甘草调和诸药，为使药。药简效捷，合用以奏活血化瘀、温经止痛之功效，使瘀血去，新血生，诸症可愈。

【临证验案】生化汤是治疗产后腹痛、恶露不尽的代表方剂，临床常用于治疗产后子宫复旧不良、产后宫缩疼痛、胎盘残留等属产后血虚寒凝、瘀血内阻者，在临床中经常接到产科的会诊病例。如曾于2019年3月6日接诊患者林某，35岁，产后3天，主诉小腹冷胀、疼痛难忍，伴见精神急躁，四肢不温，恶露色暗黏滞、排出不畅，查见舌质红、苔白，脉沉弦。证属产后寒积，恶露不下。治宜温经祛浊，活血止痛。方用生化汤加味：当归30g，川芎15g，炮姜15g，桃仁15g，炒小茴香15g，橘核30g，甘草10g。每日1剂，水煎，黄酒为引，分2次温服。服药2剂后，四肢渐温，小腹冷痛略有减轻，恶露稍增多，再服2剂后，排出恶露黯滞量多，腹痛基本消失，停药观察，3天后恶露净，乳汁渐增，出院回家调养。

恶露是产后排出的污浊败血之物，初起夹杂瘀血块，后逐渐变暗。一般5天排净。因产后正气虚弱，虚寒易乘虚而入，寒凝结滞，瘀血留于胞，寒性收引，不通则痛；寒凝血瘀，则恶露不下。故治疗用活血化瘀、温经止痛之生化汤，加温化寒湿行气之炒小茴香、橘核，效果更佳。

有些医院把生化汤作为产后必用之品，以防寒凝气结，恶露不下。

43. 槐花散治疗痔疮便血案

【方剂来源】《普济本事方》。

【方证条言】治肠风脏毒。

【辨证要点】便前出血鲜红，或粪中带血，势急四射如溅。证属肠风脏毒下血。

【药用】槐花、侧柏叶、荆芥穗、枳壳各等分。为末，每服6g，开水或米汤调下，亦可水煎服。

【**方解**】以槐花专清大肠湿热，凉血止血为主药；侧柏叶凉血而收敛，助槐花凉血止血，荆芥穗既祛风又止血，共为辅药；佐以枳壳宽肠行气。各药合用，既凉血止血，又清肠间之湿热，疏肠中之邪，故可治上述诸症。

【**临证验案**】槐花散具有清肠止血、疏风行气之功效，是肠风下血的常用方剂，临床常用于治疗痔疮、结肠炎或其他大便下血属风热或湿热邪毒，壅遏肠道，损伤脉络者，肠癌便血亦可应用。如曾治疗白某，男，36岁，于1999年8月9日就诊。主诉有混合痔多年不愈，近期肛门红肿胀痛下坠，每次排便时有鲜血喷射而出，便后压迫血能止住，但肛门下坠胀痛不减。患者性情急躁，面色潮红，形体胖壮，舌质红、苔白，脉弦数。证属肠热下冲，迫血妄行。治宜清肠止血，疏风行气。方用槐花散加味：槐花30g，侧柏叶30g，荆芥穗15g，枳壳15g，玄参30g，黄柏15g，大黄炭10g，防风10g，玄明粉15g（冲服）。每日1剂，水煎，分2次温服。服药3剂后，肛门红肿、坠胀疼痛减轻，排便通畅，鲜血喷射消失，但仍有粪中带血现象，予上方去冲服之玄明粉，并用芒硝30g，白矾15g，每天水煎熏洗肛门30分钟。经内服外洗治疗3天后，肛门坠胀疼痛基本消失，情绪稳定，嘱患者少吃辛辣炙煿油腻之品，多吃新鲜蔬菜和水果，多喝水，养成定时排便的习惯，便后温水洗涤肛门会阴部，并经常用芒硝、白矾水熏洗肛周。

本例为肠风下血，病机为素有内外肛疾，大便干结，加之嗜酒多食辛辣之品，以致湿热下注，侵蚀肛周，迫血妄行。治疗在槐花散的基础上加玄参、黄柏凉血清肠，加大黄炭、玄明粉通腑泄热，另用芒硝、白矾熏洗，内服外洗相结合，毒祛、风消、血止、便通，促使肛周病变得以尽快愈合。

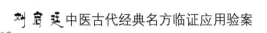

44. 小蓟饮子治疗小儿尿血案

【方剂来源】《重订严氏济生方》。

【方证条言】治下焦结热血淋。

【辨证要点】尿血，小便频数，赤涩不畅，热痛，舌红，苔白，脉数。证属下焦湿热证。

【药用】生地黄 24g，小蓟 15g，滑石 12g，木通 6g，蒲黄 9g，淡竹叶 6g，藕节 9g，当归 6g，栀子 3g，甘草 6g。水煎服。

【方解】小蓟、藕节、蒲黄、生地黄均能凉血止血，其中小蓟、藕节、蒲黄且能化瘀，可使血止而不留瘀，生地黄又能养阴，以防利尿伤阴；木通、淡竹叶利尿通淋，导热外出；栀子清心泻三焦之火，引热下行；滑石性寒而滑，寒能清热，滑能利窍，导热从膀胱而出；当归养血活血，既可引血归经，又兼能化瘀；甘草泻火，缓急止痛，调和诸药。诸药合用，共奏养血活血、利尿通淋之功。

【临证验案】小蓟饮子是治疗血淋的常用方剂，无论大人孩童，用之皆效。如 1998 年 10 月，患儿周某，9 岁，由其母带来求诊。其母述孩童经常出现小便热痛的症状，未引起注意，近 2 天尿急、尿涩痛加重，尿中带血色，伴小腹胀痛，阴茎刺痛，对症治疗未见明显改善，平时偏食辛燥膨化食品，不喜饮水，大便干结。刻诊见患儿消瘦，口角干燥，舌质红、苔白，脉细数。证属湿热下注，血热妄行。治宜凉血止血，利尿通便。方用小蓟饮子加味：生地黄 15g，木通 5g，小蓟 15g，蒲黄 10g，滑石 15g，栀子 3g，淡竹叶 10g，当归 10g，甘草 5g，大黄炭 5g，通草 3g。每日 1 剂，水煎，分 2 次温服，并嘱其多饮水，少吃辛辣膨化类食物。服药 2 剂后，大便通下，尿急痛减轻，尿液仍见黄红色，以上方去大黄炭，又服 2 剂，家长述患儿便通、尿畅色清而告愈。

血淋为五淋之一，多属腑病，《素问·气厥论》述："胞移热于膀胱，则癃溺血。"《金匮要略》认为，淋是热在下焦，血淋尿血，总由热聚膀胱，或心火移于膀胱所致。治疗用凉血止血、利尿通淋之小蓟饮子，辅以清泻肠腑、凉血止血之大黄炭，效果尤佳。

45. 保和丸治疗食积停滞

【方剂来源】《丹溪心法》。

【方证条言】治一切食积。

【辨证要点】胸脘痞满，腹胀时痛，嗳腐吞酸，厌食呕恶，或大便泄泻，脉滑。证属食积停滞。

【药用】山楂 180g，六神曲 60g，半夏、茯苓各 90g，陈皮、连翘、莱菔子各 30g。共研细，成丸，每服 6～9g，开水送服。亦可水煎服。

【方解】以山楂为主药，以消一切饮食积滞，尤善消食肉食油腻之积；辅以神曲消食健脾，更化久食陈腐之积，莱菔子消食下气，并长于消面食、痰气之积，三药同用，可消化各种饮食积滞；佐以半夏、陈皮行气化滞，和胃止呕，茯苓健脾利湿，和中止泻；食积易于化热，故又佐以连翘清热散积。诸药合用，食积得消，脾胃功能得复，诸症自愈。

【临证经验】保和丸是治疗食积停滞的常用方剂，多因饮食不节，暴饮暴食，尤以饮食油腻之品而致脾胃运化受纳失职，饮食停滞而为食积，此病临床上较为多见。接诊时嘱患者节饮食，自服消食化积类药物，如健胃消食片、保和丸等，临床效果显著，并告诫患者饮食节制，少食油腻肉食，养成餐时细嚼慢咽等良好饮食习惯。治验病例较多，此处不单举案例。

46. 健脾丸治疗食积伤胃案

【方剂来源】《证治准绳》。

【方证条言】治一切脾胃不和，饮食劳倦。

【辨证要点】脘腹痞胀，食少难消，大便溏薄，苔腻微黄，脉虚数。证属脾胃虚弱，食积内停。

【药用】白术 75g，木香、黄连、甘草各 22g，茯苓 60g，人参 45g，六神曲、陈皮、砂仁、麦芽、山楂、山药、肉豆蔻各 30g。共研细为丸，每服 6～9g，开水送下，亦可水煎服。

【方解】药用四君子汤补益脾胃，以助中焦受纳运化、腐熟水谷之功；山楂、六神曲、麦芽消食和胃，化积消滞；木香、砂仁、陈皮化湿理气，和胃消痞；山药、肉豆蔻健脾助运，涩肠止泻；黄连清热燥湿，防食积生湿化热。诸药合用，使脾虚得健，食积得消，中焦气机和畅，则病自愈。

【临证验案】健脾丸具有健脾开胃、消食止泻的作用，是治疗脾胃不和之食积证常用方剂，临床主要用于胃下垂、慢性胃炎、胃及十二指肠球部溃疡、溃疡性结肠炎等属于脾虚食滞者。如曾治疗韩某，女，54 岁，于 2015 年 10 月 21 日就诊。患者素体脾胃虚弱，饮食稍有不慎则出现脘腹痞满不舒，中午因与朋友聚餐时饮用啤酒，加之食物过于丰厚，晚上出现上腹撑胀疼痛，恶心干呕，坐卧不宁，大便溏稀、排解不畅，刻诊见患者焦躁不安，舌质红，苔稍黄腻，脉弦细弱。证属食积伤胃，脾胃不和。治宜健脾和胃，消食化积。方用健脾丸加减：人参 15g，茯苓 15g，炒白术 15g，木香 10g，山药 10g，肉豆蔻 10g，山楂 20g，神曲 15g，麦芽 15g，陈皮 10g，砂仁 10g，炒莱菔子 15g，炮姜 15g，鸡内金 15g。每日 1 剂，水煎，分

3 次温服，并嘱其节制饮食，适量食用生姜萝卜汤以助消食化积。服药 3 剂后，腹部胀痛减轻，大便通畅，舌苔黄腻消失，以前方去炮姜、肉豆蔻，依上法服用。3 天后再诊，自觉身体基本恢复正常，嘱患者饮食调养，适当运动，以提高身体素质。

本案为脾虚停食，食积化热。脾胃为仓廪之官，主受纳司运化，一升一降，共同完成饮食水谷的消化吸收，今脾胃虚弱，胃虚失降不能容收，脾虚失升则运化不及，故见饮食难消，而出现食积内停。故用健脾丸健脾和胃，消食化积，加莱菔子、鸡内金以助降气消食，以使脾健胃和，诸症自可消除。

47. 藿香正气散治疗暑季感冒案

【方剂来源】《太平惠民和剂局方》。

【方证条言】治伤寒头疼，憎寒壮热，上喘咳嗽，五劳七伤，八般风痰，五般膈气，心腹冷痛，反胃呕恶，气泻霍乱，脏腑虚鸣，山岚瘴疟，偏身虚肿，妇人产前产后，血气刺痛，小儿疳伤，并宜治之。

【辨证要点】恶寒发热，头痛，胸膈满闷，脘腹疼痛，恶心呕吐，肠鸣泄泻，苔白腻。证属外感风寒，内伤湿浊。

【药用】藿香 90g，紫苏、白芷、大腹皮、茯苓各 30g，炒白术、半夏曲、陈皮、姜厚朴、桔梗各 60g，甘草 75g。共为细末，每次 6～9g，生姜、大枣煎水服下，亦可水煎服。

【方解】藿香辛散风寒，芳香化浊，悦脾和中，辟秽止呕，为主药。辅以半夏曲和胃降逆止呕，燥湿化痰，以除恶心呕吐，姜厚朴行气利水，宽胸消满。佐以紫苏、白芷解表散寒，芳香化浊，以助藿香疏散表邪的作用；陈皮理气燥湿，并能和中；又湿滞之成，由于脾不健运，故用茯苓、白术健脾燥湿，以助脾胃的运化功能；大腹皮行气利湿；桔梗宣肺利膈，以上药物配伍，均为加强藿香化湿的作用。使以甘草调和诸药，姜、枣调和脾胃。诸药合用，使风寒得解而寒热除，气机通畅则胸膈舒，脾胃调和则吐泻止，邪气去则正自安，正气复则可愈也。

【临证验案】藿香正气散主治之外感风寒、内伤湿滞证，为夏月常见病证，故有人称藿香正气散（水）为夏季（或暑季）必备药，因其具有解表化湿、理气和中之功效。临床常用于治疗胃肠型感冒、急性胃肠炎或四时感冒属湿滞脾胃、外感风寒者。如曾治疗方某，男，54岁，于2016年7月29日就诊。患者3天前外出淋雨后，次晨即出现恶寒发热，头身疼痛，恶心呕吐，腹部胀痛，水样便多次，肛门灼热，对症治疗3天未愈而来诊。舌质红、苔黄腻，脉弦数。证属外感风寒，内伤湿滞。治以解表化湿，理气和中。方用藿香正气散加味：藿香15g，紫苏15g，姜厚朴15g，茯苓15g，炒白术15g，姜半夏15g，陈皮15g，白芷10g，大腹皮15g，炒白扁豆15g，甘草10g，生姜3片，大枣3枚，羌活15g，荆芥15g。水煎，分2次温服。连服药3剂后，发热恶寒、头身疼痛减轻，稍有呕吐，大便次数减少，仍有腹痛、乏力、头脑昏沉感，病情略有改善，前方又继服2剂后，症状消失，嘱其饮食调理，避风寒。

本案为外感风寒，内伤湿滞，中焦运化失职，而致腹痛、呕吐、泄泻为主症，寒热头痛、身重身痛为外感风寒，卫阳遏阻，故加羌活、荆芥、白扁豆，以助祛湿解表止泻。纵观全方温宣湿浊，解表畅中，外寒解而肠胃调，吐泻止病自愈。

48. 三仁汤治疗湿温外感案

【方剂来源】《温病条辨》。

【方证条言】头痛恶寒，身重疼痛，舌白不渴，脉弦细而濡，面色淡黄，胸闷不饥，午后身热，状若阴虚，病难速已，名曰湿温。汗之则神昏耳聋，甚则目瞑不欲言，下之则洞泄，润之则病深不解，长夏深秋冬日同法，三仁汤主之。

【辨证要点】头痛恶寒，身重疼痛，面色淡黄，胸闷不饥，午后身热，苔白，不渴，脉弦细而濡。证属湿气留恋三焦，湿重于热。

【药用】苦杏仁15g，滑石18g，通草6g，白蔻仁6g，淡竹叶6g，姜厚朴6g，薏苡仁18g，姜半夏15g。水煎服。

【方解】杏仁苦平，宣通上焦肺气，白豆蔻芳香苦温，行气化湿，健运中焦，薏苡仁甘淡，渗利湿热，以疏下焦，三药同用，宣上、畅中、渗下，使湿热从三焦分消，共为主药；再以半夏、厚朴辛散苦降入中焦，行气散满，除湿消痞为臣药；滑石、通草、竹叶淡渗，清利湿热，以辅佐主药。诸药相合，宣上、畅中、渗下，使湿热从三焦分消，诸症自解。

【临证验案】湿温病是湿热为患之病，长夏、初秋多发。三仁汤为治疗湿热初起，邪在气分，湿重于热的常用方剂。方中体现的芳香宣透、行气化湿之法，成为后世治疗湿温初起湿重热轻证的基本治法。如曾治疗患者付某，男，45岁，于2012年9月25日就诊。主诉头痛身重、微恶寒、午后身热3天，在当地卫生所输液治疗一周，症状不减反而加重，且伴见胸闷憋气，食欲不振，便稀尿黄。查见患者面色淡黄，形体虚胖，精神萎靡不振，舌质淡、苔白稍厚，脉濡细数。证属湿温初起，湿郁肌表。治宜宣畅气机，清利湿热。方用三仁汤加味：苦杏仁 15g，白蔻仁 10g，薏苡仁 30g，姜厚朴 12g，姜半夏 15g，滑石 20g，通草 6g，淡竹叶 10g，香薷 15g，广藿香 15g，羌活 15g，枳壳 15g，生姜 3 片。每日 1 剂，水煎，分 2 次温服，并嘱患者少食生冷。服药 3 剂后，头痛身重减轻，但仍畏寒，午后低热，精神改善，食欲渐增。以前方再服 3 剂后，头痛消失，身重略减，大便爽，小便清，予上方去羌活、广藿香、香薷，又服 3 剂病愈。

湿温初起，卫气同病，湿气留恋三焦，湿重于热，其症头痛微恶寒，身重疼痛，虽是表之伤寒，但脉濡细不浮，此乃湿郁肺卫，阳为湿遏，虽恶寒但不重；阴邪自旺于阴分，湿热旺于申酉，故午后身热；湿阻中焦，气机不利，则胸闷不饥，苔白不渴，面色淡黄，此当属中医的湿温证，内热外感兼脾胃湿滞，湿邪缠绵，又天天输液治疗，复增内湿，导致欲速不达，病反加重而久不愈，治疗处以三仁汤辛香芳化、健脾和中、清热化湿，开郁理气，使脾升胃降，三焦通利，则湿热化而病愈；加羌活、香薷祛暑利湿，广藿香、枳壳化湿理气，促病早愈。

49. 萆薢分清饮治疗乳糜尿案

【方剂来源】《丹溪心法》。

【方证条言】治真元不足，下焦虚寒，小便白浊，频数无度，漩白如油，光彩不足，漩脚澄下，凝如膏糊。

【辨证要点】小便频数，浑浊不清，白如米泔，稠如膏糊。证属肾气虚，湿浊下注。

【药用】萆薢 12g，乌药 9g，益智仁 9g，石菖蒲 9g，茯苓 9g，甘草 6g。水煎服。

【方解】萆薢分清泌浊，辅以益智仁温肾缩小便，两药相合，能使肾气恢复，增强分清泌浊之力；佐以乌药温肾行气，使气行则水亦行；石菖蒲辛温化浊，又能通窍为使药。诸药相合，温阳祛湿，分清化浊，气化湿祛，诸症自愈。

【临证验案】萆薢分清饮是治疗膏淋、尿浊的有效方剂，对于常见的慢性前列腺炎、高尿酸血症、慢性盆腔炎等属于下焦虚寒、湿浊下注者，临床应用效果亦较显著。如曾治疗钱某，女，75岁，于2013年10月12日就诊。主诉尿液色白混浊、停留片刻成冻状，时轻时重，多年不愈，伴见气短乏力，畏寒肢冷，腰痛转侧不利，大便稀。刻诊见患者形体虚胖，面浮而暗，动则喘促，舌质淡、苔白，脉细弱。证属脾肾亏虚，元阳不足，生化失调。治宜温阳化湿。方用萆薢分清饮加味：绵萆薢15g，益智仁15g，石菖蒲15g，乌药10g，黄芪30g，人参15g，茯苓15g，桂枝15g，炮姜15g，淡附片10g，甘草10g。每日1剂，水煎，分2次温服。服药10剂后，尿浊明显减轻，尿痛缓解，乏力减轻，继服前方10剂后，小便混浊消失，其余症状均痊愈，停药观察，嘱患者少食生冷油腻食物，以防反复。

肾为先天之本，所藏肾阴肾阳是人体生长发育的物质基础，其中肾阳又是人体阳气的根本，对各脏腑组织起温煦、生化作用。本案由于年老体衰，脾肾亏虚，元阳不足，下焦虚寒，调摄失宜，湿浊下注，肾失固摄所致。肾阳不足，气化无权，清浊不分，则见小便混浊，白如米泔，稠如膏糊。故用萆薢分清饮，温肾利湿，化浊分清，再加人参、黄芪、炮姜、淡附片以益气固正，助阳收涩，使湿化浊下而病愈。

乳糜尿属于中医膏淋范畴，由肾虚寒湿、精浊不固引起者，为湿浊下注，其淋膏能成冻，用本方有效。而由膀胱湿热壅盛形成的膏淋，为湿热下注，其淋膏混浊不成冻，不宜用本方治疗，必以清热利湿之品，可选用《医学心悟》之萆薢分清饮，因方中配伍了黄柏、车前子等，其药性偏凉，可用于治疗下焦湿热而致的尿浊。因两方出处不同，用药不同，功效有异，不可混淆。

50.鸡鸣散治疗湿脚气案

【方剂来源】《类编朱氏集验医方》。

【方证条言】治脚气第一要药，不问男女皆可服。如人感风湿，流注脚足，痛不可忍，用索悬吊，叫声不绝，筋脉肿大。

【辨证要点】足胫重无力，行动不便，或麻木冷痛，或挛急上冲，甚至胸闷泛恶，以及风湿流注，发热恶寒，脚足痛不可忍，筋脉浮肿，证属寒湿壅注下焦经络。

【药用】槟榔12g，陈皮、木瓜各9g，吴茱萸、紫苏叶各3g，桔梗、生姜各5g。为粗末，用水3大碗，慢火煎至1碗半，去渣，再入水2大碗煎药渣，煎取一小碗，2次药汁混合，次日五更分三五次冷服，冬月略温也可，服此药到天明，当下黑粪水及肾家所感寒湿之毒气下注也，早饭前后痛住肿消，但只是放迟迟吃物，候药力过，并无所忌。

【方解】槟榔其性重坠下达，降气祛逆，泄泻壅滞，木瓜下行祛湿利脾，舒筋活络，两药合用，对湿性脚气肿胀疼痛有特效；辅以吴茱萸散寒降浊，开郁化滞，逐冷降气，吴茱萸与木瓜配合，能治脚气冲心之症；佐以紫苏叶辛温疏散风寒，桔梗宣开上焦肺气，陈皮行气燥湿、醒脾，三药开肺利气，行脾化湿，使气行则湿行；使以生姜温散寒气，协助解除脚气。综合应用，本方有开上导下、疏中温宣降浊之功。

【临证验案】鸡鸣散具有行气降浊、宣化寒湿之功，现代常运用于单纯性下肢水肿、特发性浮肿、丝虫病象皮肿、不安腿综合征、风湿性关节炎等病属寒湿下阻者。如曾治疗患者彭某，男，65岁，于1993年8月12日就诊。主诉两腿膝关节以下肿胀疼痛，多年不愈，甚时影响行走。患者素有脚气病，且长期从事水下作业，近10天出现两腿肿胀疼痛加重，双足趾间溃烂流黄黏液，奇痒，伴见全身倦乏沉重，精神疲惫，食欲不振，胸闷恶心，身热畏寒。刻诊见患者腿胫足踝处肿胀，舌质淡红、苔白，脉沉细。证属寒湿流注，经络闭塞。治宜宣化寒湿，通络降浊。方用鸡鸣散加味：紫苏叶30g，槟榔15g，木瓜15g，桔梗15g，陈皮10g，吴茱萸10g，生姜30g，赤小豆30g，桂枝10g。每日1剂，水煎，分2次温服。服药6剂后，胸闷呕恶、身热畏寒消失，下肢肿痛略有减轻，足趾间流液量增多，奇痒减轻，上方继予10剂水煎服，并嘱以药渣再煎洗浴双足胫。10天后再诊，下肢肿痛明显减轻，足趾流水也减少，但不耐劳，稍事活动则感觉肿痛加重，仍以原方依法服用。上方连续服用60余剂，患者症状基本消失，并能从事一般劳动。

脚气病是以足胫肿胀软弱为特征，因病因从足起，故名脚气病。本病因外感风寒湿邪为患，尤以湿邪为主，如感受水湿雨雾风毒之邪，或久卧湿地，湿邪乘虚而侵入皮肉筋脉，其病机为寒湿之邪壅阻下肢经络，气血不得宣畅。治疗用行气降浊、温化寒湿之鸡鸣散，再加赤小豆、桂枝，温经通络利水，促病痊愈。

51. 独活寄生汤治疗风湿痹痛案

【方剂来源】《备急千金要方》。

【方证条言】夫腰背痛者，皆由肾气虚弱，卧冷湿地当风得之，不时速治，喜流脚膝，为偏枯。冷痹，缓弱疼痛，或腰痛挛脚，重痹，当急服此方。

【辨证要点】腰膝冷痛，肢节屈伸不利，酸软气弱，或麻木不仁，畏寒喜温，舌淡苔白，脉细弱。证属痹证日久，脾肾两亏。

【药用】独活 9g，桑寄生 18g，秦艽 9g，防风 9g，细辛 3g，当归 12g，白芍 9g，川芎 6g，生地黄 15g，杜仲 9g，牛膝 9g，人参 12g，茯苓 9g，甘草 6g，肉桂 1.5g。水煎服。

【方解】独活、防风、秦艽祛风除湿，肉桂温散寒邪，通行血脉，细辛发散阴经风寒，搜剔筋骨风湿，并能止痛，对风寒湿形成的痹证，能起到宣痹止痛之效果，这一组药目的在于祛邪；然而风寒湿之邪所能痹注于腰膝，是由于肝肾虚弱，气血不足，外邪才乘虚而入，故用桑寄生、牛膝、杜仲补肝肾，强筋骨，兼以祛风湿，人参、茯苓、甘草（四君子去白术）补脾益气，使其生化之源不绝；当归、川芎、白芍、生地黄以养血活血，共奏补肝肾、益气血之功，这一组药在于扶正。两组药相须为用，风邪得除，气血得充，肝肾得补，扶正祛邪，标本同治，诸症自愈。

【临证验案】独活寄生汤是治疗风湿性关节炎的常用方剂。如曾治疗患者郑某，女，54 岁，于 2013 年 11 月 13 日就诊。主诉全身关节疼痛，屈伸不利多年，近 1 个月来四肢关节疼痛加重，活动受限，腰膝冷痛，畏寒喜热，晨起关节僵硬，伴气短乏力。刻诊见患者身体消瘦，面色晦暗，舌淡、苔白，脉虚弱。证属脾肾亏虚，寒湿壅滞肢节。治宜益气养血，祛湿散寒，通利骨节。方用独活寄生汤加味：人参 15g，当归 15g，白芍 15g，川芎 10g，茯苓 15g，桑寄生 30g，盐杜仲 15g，独活 15g，秦艽 15g，生地黄 15g，防风 15g，怀牛膝 15g，肉桂

10g，细辛 5g，甘草 10g，黄芪 30g，薏苡仁 30g，乌蛇肉 30g，全蝎 10g。每日 1 剂，水煎，分 2 次温服。服用 10 剂后，自述关节疼痛减轻，仍有晨僵不减，恶寒怕风，予上方加制川乌 10g，另加白花蛇 1 条，研末，用中药汤送服。又服 10 剂后，虚弱体质改善明显，气短乏力减轻，关节活动自如，疼痛明显减轻，治疗予上方去白花蛇、制川乌。又 20 余剂服后，腰膝冷痛减轻，肢体渐温，晨僵消失，但遇风寒仍有关节隐痛不舒感。

本方重用益肝肾、补气血药物，配伍祛湿散寒之品，可使气血旺盛，风湿自除；配以活血药，温通血脉，使气血运行通畅，则痹证自解，寓有治风先治血，血行风自灭之意；再配以缓急止痛、辛甘化阳之品，具有调和营卫之功；再加助气化湿、解痉止痛之虫类药物，使效更显。本方尤适用于风湿及类风湿性关节炎长期不愈者。

52. 消瘰丸治疗颈部淋巴结肿大案

【方剂来源】《医学心悟》。

【方证条言】瘰疬者，肝病也。肝主筋，肝经血燥有火，则筋急而生瘰。瘰多生于耳前后者，肝之部位也，其初起急宜服消瘰丸消散之，不可用刀针及敷溃烂之药。若病久已经溃烂者，外贴普救万全膏，内服消瘰丸并逍遥散，自无不愈。更宜戒恼怒，断煎炒，及发气、闭气诸物，免致脓水淋漓，渐成虚损。患此者可毋戒欤！

【辨证要点】颈部淋巴结肿大，伴口干舌燥，咽干舌红，脉弦滑。证属肝郁痰热。

【药用】玄参（蒸）、牡蛎（煅、醋研）、贝母（去芯、蒸）各 120g。共为细末，炼蜜为丸，每日 2 次，每服 2 丸，开水送下。

【方解】方以贝母清热消痰散结，牡蛎软坚散结，玄参滋阴降火，三药均为寒性，均能散结消肿，合用则热清痰化，瘰疬自消。

【临证验案】消瘰丸可作为治疗男女老幼急、慢性颈部淋巴结炎的首选方剂。如曾治疗患儿王某，男，8岁，于2015年2月9日就诊。其母代述，患儿体虚易感，两耳下颈部可触及多枚豆粒大小结节，活动度好，柔软，无压痛，多年不消，伴见潮热出汗，咽干痰多。刻诊见患儿形体消瘦，面色潮红，舌红、苔白、脉弦细。证属气阴两虚，热结痰核。治宜滋阴降火，清热化痰，软坚散结。方用消瘰丸加味：玄参15g，生牡蛎15g，浙贝母15g，黄芪15g，炒白术15g，防风10g，夏枯草15g，赤芍15g，地骨皮20g，海藻15g，昆布15g，陈皮10g。每日1剂，水煎，分2次温服。服药10剂后，其母述患儿服药后潮热出汗减轻，但仍有咽干痰多现象，颈部结节无明显改变，再服10剂，病情平稳未再感冒，又连续服用20剂后，患儿体质明显改善，体重增加，咽干痰多消失，纳食馨，二便通，颈部结节明显减少变小。为巩固疗效，又取上方2剂，焙干，研末，每次10g，开水冲服，日服2次。并嘱患儿加强锻炼。三月后来诊告知患儿恢复正常。

本案患儿素体亏虚，不耐外邪，反复感冒，引起颈部淋巴结肿大，依据舌脉症候，中医辨证为气阴两亏，痰热郁结。治疗在消瘰丸的基础上，加用玉屏风益气固表，加夏枯草、赤芍、地骨皮、海藻、昆布、陈皮清热化痰，软坚散结。意在扶正固表，散结消肿。为防复发，又予上方散剂，以固其后。

53. 海藻玉壶汤治疗甲状腺囊肿案

【方剂来源】《外科正宗》。

【方证条言】治瘿瘤初起，或肿，或硬，或赤或不赤，但未破者服。

【辨证要点】瘿瘤，肉瘿，石瘿初起。证属痰凝气滞血瘀。

【药用】海藻、昆布、海带、半夏、连翘、浙贝母、当归、独活各9g，青皮、川芎各6g，橘皮4.5g，甘草3g。

【方解】海藻、昆布、海带咸软为主；辅以浙贝母苦泄散结，合主药以加强消坚之力；半夏、独活温燥祛痰，川芎、当归活血化瘀，青皮、陈皮行气解郁，痰气瘀血易于化热，故用连翘以清散泄热，以上合用，共为佐药；使以甘草调和诸药。

【临证验案】海藻玉壶汤是治疗甲状腺结节及甲状腺囊肿的常用方剂，甲状腺结节及囊肿，属于中医瘿病范畴，其发病与居住环境及饮食因素有关，与忧思郁怒、情志内伤、肝失条达、气郁痰凝亦有一定关联，血瘀上聚于颈而发。一般可分为气瘿、肉瘿、石瘿三种。气瘿属地方性疾病，由于饮食中碘缺乏引起，由于现在碘盐的普及，使该病的发病减少；肉瘿多因情志不畅，郁怒伤肝，肝气横逆，脾失健运，而致水津内停，聚为痰湿，郁于颈部而成，此病发病较为常见；石瘿瘿瘤坚硬如石，固定不移，疼痛难忍，相当于现代医学的甲状腺恶性肿瘤，一般由外科手术治疗。目前临床较为常见的是肉瘿。如张某，女，55岁，于2012年4月3日就诊。主诉患甲状腺囊肿多年未引起重视，近期发现囊肿逐渐增多，并引起呼吸困难。患者形体消瘦，面色晦暗，情绪急躁，颈部喉结左侧有一肿物，微硬，大如鸡卵，活动度好，可随吞咽活动，舌质红、尖有瘀点、苔白，脉弦细。证属肝郁气滞，痰湿凝聚。治宜疏肝解郁，软坚化痰。方用海藻玉壶汤加味：海藻30g，昆布30g，姜半夏15g，连翘30g，浙贝母30g，当归15g，独活15g，青皮15g，川芎15g，陈皮10g，甘草10g，柴胡15g，郁金15g，夏枯草15g，玄参15g，山慈菇15g，黄药子15g，炮山甲5g，赤芍15g。每日1剂，水煎，分2次温服，药渣布包趁热外敷颈部。服药10剂后，其夫代述，患者情绪较前稳定，仍有颈部压迫呼吸困难感，又取药10剂，依上法服用。上方连续服用20剂后患者来诊，述颈部压迫感减轻，呼吸通畅，瘿瘤较前略减小，予上方去黄药子、炮山甲，又服40剂后，瘿瘤基本消失，停药观察。并嘱患者情绪稳定，饮食清淡，防止病情复发。

本案属肉瘿较重者，单纯应用海藻玉壶汤难以奏效，故在原方的基础上，加用疏肝理气、行气散瘀、通络消结的药物，并配合药渣外敷。待取得疗效后，处方用药时酌情去黄药子，恐其伤肝，去炮山甲贵重之品，直至瘿瘤消失，至今健康未发。对于能够损伤肝肾功能的药物，临床应用不能避嫌，中病即止，注意及时减量。

关于海藻反甘草之说，二者合用，属于十八反之配伍禁忌，但古方散肿软坚汤，及近代中医临床均有二者相配治疗瘿病的经验，现在有用海藻玉壶汤治疗肺内结节的报道，说明两者配伍是可用的。

54. 止嗽散治疗感冒后遗久咳不愈案

【方剂来源】《医学心悟》。

【方证条言】治诸般咳嗽。

【辨证要点】咳嗽，咽痒，恶风发热，苔白。证属风寒犯肺，肺气不宣。

【药用】桔梗、荆芥、紫菀、百部、白前各960g，甘草360g，陈皮480g。研粗末，每次6～9g，冲服，亦可水煎服。

【方解】紫菀、百部味苦，其性温润，入肺经，皆可理肺止嗽；白前、桔梗性平味辛，入肺经，桔梗开提肺气，白前祛除痰涎，以上四味上升下降，故能调节气机的升降失调。甘草缓急止咳，并能和中；陈皮理气祛痰，以助甘草和中健脾，助紫菀、百部止咳，助桔梗、白前祛痰，助荆芥解表。方中桔梗、甘草、荆芥相配，同有利咽喉而止痛的作用。药共七味，具备温而不燥、润而不腻、散寒而不助热、解表而不伤正的作用，故为治疗一切感冒咳嗽的有效方药。

【临证验案】止嗽散是程仲龄氏所创订的一张经验方，对于多种咳嗽都有良效。程氏说："本方温润和平，不寒不热，既无攻击过当之虞，大有启门驱贼之势，是以客邪易散，肺气安宁，宜其投之有效欤！"该方无论老人孩童、久病新病、妊娠前后，皆可服用。在临床上通过灵活加减，对上呼吸道感染、支气管炎、百日咳等表邪未尽、肺气失宣者所导致的咳嗽治疗作用最为显著。如曾治疗患者孙某，女，35岁，于2019年8月11日就诊。主诉感冒后遗咳嗽月余不愈，伴咽干喉痒，气逆则咳，呈阵发性发作，咳声连连，咯吐黏痰后可暂时缓解，咳甚时可引起胸胁刺痛，心中烦乱。患者形体消瘦，面红而燥，舌质红、苔白，脉细数。证属风邪犯肺，肃降失调。治宜疏表宣肺，化痰止嗽。方用止嗽散加味：桔梗15g，蜜百部15g，白前15g，蜜紫菀15g，荆芥15g，陈皮15g，川贝母10g（冲），甘草10g。每日1剂，水煎，分2次温服。并嘱患者饮食清淡，多饮温水。服药6剂后，咳嗽喉痒均有减轻，咯痰减少，又服6剂，诸症悉除而病愈。

本案为风寒外感咳嗽，表解而咳不止。肺主气司呼吸，又为娇脏，不耐邪侵，因风邪犯肺，肃降失调，气机上逆则咳嗽不止，且愈咳愈甚，必然郁而化热，故喉痒即咳，方选止嗽散加川贝，使热清咳止。如遇老年人久咳不止，多属收敛失调，可在方中加入米壳，以敛肺止嗽。对于浙贝母和川贝母的使用，两者都有清肺、润肺止咳之功，但浙贝母性味偏辛，有宣散之功，故多用于外感咳嗽初期；川贝母苦甘微寒，滋润性强，多用于燥咳、久咳，及外感咳嗽日久。

55. 消风散治疗荨麻疹案

【方剂来源】《外科正宗》。

【方证条言】治风湿浸淫血脉，致生疥疮，瘙痒不绝，及大人小儿风热瘾疹，片身云片斑点，乍有乍无，并效。

【辨证要点】皮肤散在疹点或斑丘块，色红，瘙痒，苔白或黄，脉浮数有力。证属风毒湿热搏于肌腠。

【药用】荆芥、防风、当归、生地黄、苦参、苍术、蝉蜕、胡麻仁、牛蒡子、知母、石膏各3g，甘草、木通各2g。水煎服。

【方解】荆芥、防风、牛蒡子、蝉蜕开发腠理，透解在表之风邪，共为主药；苍术辛苦温，散风祛湿，苦参清热燥湿，木通渗利湿热，共为辅药；石膏、知母清热泻火，热久则伤阴血，并治血热瘀滞，故以当归和营活血，生地黄清热凉血，麻子仁养血润燥，共为佐药；甘草解毒和中，调和诸药，为使药。诸药合用，即可疏散风毒之邪，从外而出，又可清热祛湿，尤能渗利湿热从下而出，共奏疏风养血、清热除湿之效。

【临证验案】消风散是治疗风疹、湿疹、荨麻疹常用方，本方所治之疹，是由风湿或风热之邪侵袭人体，浸淫血脉，内不得疏泄，外不得透达，郁于肌肤腠理之间所致，故临床常见的急性荨麻疹、湿疹、过敏性皮炎、稻田性皮炎、药物性皮炎、神经性皮炎等属于风热或风湿所致者，皆可应用，今举一例荨麻疹治愈病人为验案。患者张某，女，35岁，工人，于2014年6月11日就诊。主诉全身皮肤片状丘疹，色红，瘙痒，月余不愈。患者形体消瘦，皮肤干燥，满布搔痕，稍有不适随即起满全身，异常瘙痒，搔破后渗水少许，伴心中烦乱，口干舌燥，舌红、苔白，脉细数。证属风毒湿热搏于肌腠。治宜疏风养血，清热除湿。方用消风散：生地黄20g，当归15g，石膏30g，知母10g，苍术15g，苦参10g，蝉蜕15g，胡麻仁15g，荆芥15g，防风10g，牛蒡子15g，木通6g，甘草10g。取药6剂，水煎服，日1剂，分2次温服。药后复诊，自诉丘疹范围缩小，瘙痒减轻，时有刺痒，口干舌燥等症状消失，整体较前明显好转。继服5剂，丘疹未再发作，无其他不适，停药观察并嘱患者少食腥辣及一切发物。

　　本案为风毒之邪侵袭人体，与湿热相搏，内不得疏泄，外不能透达，故郁于肌表而发。治疗选用消风散，疏风养血，清热除湿，使湿祛风消而病愈。

56.牵正散治疗面神经麻痹案

【**方剂来源**】《杨氏家藏方》。

【**方证条言**】治口眼歪斜。

【**辨证要点**】中风面瘫，口眼歪斜。证属风痰阻于头面经络。

【**药用**】白附子、僵蚕、全蝎各等分，共为细末，每服9g，热酒送下。

【**方解**】白附子辛温散风止痉，长于祛头面之风，且能燥湿化痰；全蝎息风止痉，善于通络，为定风止掣之要药；僵蚕息内风，散外风，并能化痰。三药合用，力专效著，更用热酒调服，酒性善走，宣通血脉，携药势直达头面受病之所。诸药合用，可使风去痰消，经络通畅，则诸症自愈。

【临证验案】牵正散具有祛风化痰、通络止痉之功效，临床常用于治疗颜面神经麻痹证（俗称面瘫），亦可用于三叉神经痛、偏头痛等属风痰阻络者。如曾治疗患者朱某，女，35岁，工人，于2015年5月14日就诊。主诉口眼歪斜2天。患者形体虚胖，面色晦暗，两天前外出劳动时感受风寒，当时自觉两目不适，左侧闭目困难，口角偏向左侧，流口水，吞咽障碍，舌质红、苔白、脉浮稍数。证属风邪阻络。治宜祛风化痰通络。方用牵正散加味治疗：白附子10g，僵蚕10g，全蝎10g，黄芪15g，当归15g，川芎10g，荆芥15g，防风10g。取3剂，水煎，分2次温服，配合针灸治疗。药后复诊，自诉颜面部症状缓解，说话时口角稍有偏斜，继服5剂并坚持针灸治疗，口眼歪斜症状基本痊愈，嘱停药观察，1个月后患者来述未再复发。

本证属气虚风邪乘虚而入，风痰相结阻于头面经络所致。治以牵正散加益气养血药，本着气行血则行，气停血则凝，治风先治血，血行风自灭之旨，加以祛风解痉之品而使病愈。

57. 百合固金汤治疗肺结核咯血案

【方剂来源】《医方集解》。

【方证条言】治肺伤咽痛，喘嗽痰血。

【辨证要点】咽喉燥痛，咳嗽气喘，痰中带血，手足烦热，舌红少苔，脉细数。证属肺肾阴亏，虚火上炎。

【药用】生地黄6g，熟地黄9g，麦冬5g，百合、乌药、当归、贝母、甘草各 3g，玄参、桔梗各 2g。水煎服。

【方解】百合、二地滋养肺肾之阴，为主药；麦冬、玄参为辅药，麦冬滋养肺胃之阴，助百合润肺止嗽，合地黄则补肺肾之阴，金水乃得相生，玄参味苦咸微寒，其肾水上朝于肺，滋阴液而消降虚火，故能壮水制火而凝津；当归、芍药、贝母、桔梗共为佐药，当归引血入当归之经，芍药平肝以保肺，贝母、桔梗清肺化痰止嗽；甘草调和诸药，合桔梗利咽化痰为使药。诸药合用，使肺肾得养，阴液充足，虚火能降，肺金宁，而肺气得固，诸症自能随之而愈。

【临证验案】百合固金汤具有滋养肺肾、止咳化痰之功效，临床常用于治疗肺结核、慢性支气管炎、支气管扩张咯血、慢性咽喉炎、自发性气胸等属肺肾阴虚，虚火上炎者，亦是治疗咳嗽咯血的常用方剂。如曾治疗患者丁某，女，55 岁，于 1993 年 10 月 7 日就诊。自诉 3 个月前因肺结核住院治疗，2 个月后出院回家休息，近一个月又出现咳嗽，咯血，伴见潮热汗出，咽干喉痒，频频咳嗽，痰中带血，咳嗽时胸中刺痛，食欲不振，形体消瘦，舌质红、苔白欠润，脉细数。证属肺肾阴亏，虚火上炎。治宜滋阴清热，润肺化痰。方用百合固金汤加味：生地黄、熟地黄各 15g，麦冬 15g，百合 15g，玄参 15g，当归 15g，白芍 15g，川贝母 10g（冲），桔梗 10g，甘草 10g，西洋参 15g（另煎），白及 10g，藕节 15g，芦根 30g，枇杷叶 10g。每日 1 剂，水煎，分 2 次温服。上方连续服用 15 剂，咳嗽、咯血、胸痛皆已消失，咽干喉痒减轻，但仍时有潮热出汗，予上方去藕节、白及、枇杷叶，取药 10 剂，嘱其隔日服药 1 剂。20 天后再次来诊，上述症状均已消除，唯有纳食不馨，体重不增，再予西洋参 5g、麦冬 5g，每日煎煮代茶，常饮，并注意饮食调养，适当运动以增强体质。

本证是因肺肾阴亏所致，肺阴亏耗，不能下荫于肾，致肾水已亏，金水不能相生，则肾水之上源绝，肾阴亏损，阴虚不能制阳，虚火刑金，灼铄肺津，则肾虚肺亦虚，两脏互相影响，肺肾两亏而致病。故治疗用养阴清热、润肺化痰之百合固金汤固护肺阴，再配以益气滋阴圣药之西洋参，清肺止血之白及、藕节，润肺止嗽之芦根、枇杷叶，以助上方之力，而使病速愈。